AF312322

LEÇONS

SUR

LE STRABISME

ET

LE BEGAIEMENT.

LEÇONS

SUR

LE STRABISME

ET

LE BÉGAIEMENT

FAITES A L'HÔPITAL MILITAIRE DU GROS-CAILLOU,

PAR

M. BAUDENS,

Chirurgien en chef dudit hôpital, chirurgien de S. A. R. le duc de Nemours,
chirurgien principal d'armée, ex-chirurgien en chef de l'hôpital Caratine à Alger, ex-chirurgien
en chef et premier professeur à l'hôpital militaire d'instruction de Lille,
officier de la Légion d'Honneur, membre de plusieurs Sociétés savantes

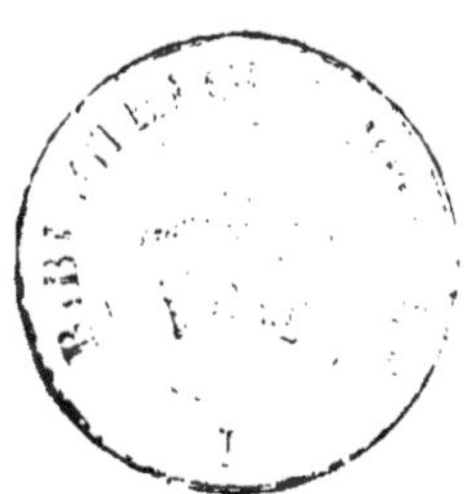

PARIS.

GERMER BAILLIÈRE, LIBRAIRE-ÉDITEUR,

RUE DE L'ÉCOLE-DE-MÉDECINE, 17.

LONDRES,	**LYON,**
H. Baillière, 219, Regent street.	Savy, 48, quai des Célestins.
LEIPZIG,	**FLORENCE,**
Brockhaus et Avenarius, Michelsen.	Ricordi et Cie, libraires.

MONTPELLIER. Castel, Sevalle.

1841.

PRÉFACE.

La campagne qui au printemps va s'ouvrir en Afrique, et dont nous devons diriger en chef le service des ambulances par ordre du Ministre de la guerre, va nous enlever pour plusieurs mois à la vie de Paris, et nous ramener au milieu des rangs de notre brave armée de l'Algérie.

Pour nous, le combat aura changé de forme et de localité. A Paris, le triomphe des opérations du strabisme et du bégaiement était en ce moment le prix de la victoire. En Afrique, où déjà nous avons passé huit années, nous aurons à lutter contre les maux de la guerre. Pour accomplir notre mission, nous appliquerons tous les ressorts de notre intelligence ; mais là au moins elle pourra fonctionner sans entraves, sans être détournée au profit d'attaques passionnées, étroites et personnelles.

Admirable condition que celle du chirurgien d'armée! pendant la paix, il prend part aux grandes questions scientifiques, sans préoccupation, pour la science elle-même, et sans jeter un regard d'envie sur la position du médecin à clientèle; et quand cette position tant enviée va l'atteindre lui-même, il abandonne ses intérêts matériels pour aller demander au soldat un reflet de cet honneur dont le dépôt est conservé si intact dans l'armée.

Nous avions l'intention de publier une monographie concernant les opérations du strabisme. Nous avons dès aujourd'hui, 2 avril 1841, pratiqué de *huit à neuf cents opérations* de cette nature sans avoir éprouvé un seul accident. Nous avons pris des notes sur tous nos opérés, et nous nous occupions de réunir en un corps d'ouvrage tous les matériaux de notre pratique.

Notre départ nous force d'ajourner ce travail, et cédant aux désirs de quelques confrères et de quelques élèves, nous avons consenti à retoucher nos leçons sur le strabisme et sur le bégaiement, et à y ajouter les idées nouvelles qu'une pratique plus étendue nous a suggérées.

Ces leçons ont été publiées dans le journal la

Gazette des Hôpitaux, et à des époques diverses,
au fur et à mesure que la question, à l'état d'em-
bryon, a pu grandir et devenir adulte. Nous la
croyons en effet arrivée à cet état de croissance.
Il n'y a pas de strabisme qui puisse résister à
notre scalpel; nous défions les plus réfractaires;
et tout en conservant aux inventeurs de l'opération le mérite de l'invention et de la priorité,
nous espérons assez de la justice de nos confrères
pour qu'ils nous accordent que le champ pratique
des opérations du strabisme et du bégaiement s'est
singulièrement accru sous notre main.

Paris, 2 avril 1841.

BAUDENS.

LEÇONS

SUR

LE STRABISME

ET

LE BÉGAIEMENT.

PREMIÈRE PARTIE.

DU STRABISME.

LEÇON PUBLIÉE LE 26 NOVEMBRE 1840.

Le strabisme (de στρεφω, στραβιζω, je tourne, je détourne) consiste, vous le savez, dans la déviation du globe de l'œil par suite d'un défaut d'harmonie ou d'équilibre entre les puissances musculaires destinées à opérer les mouvements. Le muscle droit interne a-t-il une prédominance d'action, le globe de l'œil se porte en dedans, et donne lieu au strabisme convergent; est-ce le muscle droit externe qui l'emporte sur le précédent, vous avez le strabisme divergent. La déviation en haut d'un œil ou des deux yeux à la fois produit le strabisme en haut, *strabismus sursum vergens;* tandis que la déviation en bas donne, par opposition, le *strabismus deorsum vergens.* Le strabisme parallèle résulte d'une convergence simultanée des deux yeux, convergence à peine saisissable, à moins que l'objet

1

sur lequel s'arrête le regard ne soit très rapproché des yeux. Ce strabisme parallèle communique à la vue quelque chose d'incertain, sans rien lui ôter de sa puissance ; il constitue ce que Buffon appelle le *faux trait* : c'est le λοξὸν βλέπειν des anciens. Le strabisme dit *l'horrible* a lieu quand, par un excès de puissance de la part du muscle droit supérieur, le globe de l'œil est tiré en haut, tandis que l'œil opposé est tiré en bas. Il existe encore une espèce de loucherie, non décrite jusqu'à ce jour à cause de son excessive rareté, et que nous n'avons rencontrée qu'une seule fois sur un chiffre de plus de 800 opérés de déviation oculaire (1) : nous l'appelons *strabisme fixe double* et *divergent*. On le reconnaît aux signes suivants : les deux globes oculaires sont portés si fortement en dehors, que les deux tiers de la pupille se cachent sous l'angle orbitaire externe des paupières sans qu'il soit possible de les ramener d'une seule ligne vers le centre de l'orbite, si ce n'est par des efforts physiques ; les yeux fixes, immobiles, comme vitrés, donnent à la physionomie un aspect qui saisit d'effroi.

Voilà les grands types de loucherie ; ces types existent à des degrés différents ; ils se fondent entre eux pour faire des *strabismes mixtes*. Ainsi on voit des strabismes *en dedans et en haut* produits, soit par le muscle droit interne seul, s'il s'insère au-dessus du diamètre transversal oculaire, soit, de plus, par le grand oblique, et quelquefois même par le muscle droit supérieur ; *en dedans et en bas,*

---

(1) **26 mars 1841.**

causé soit par la seule puissance du muscle droit interne, qui peut se greffer plus bas que dans l'état normal. soit, de plus, par la déviation et la contracture du muscle droit inférieur; *en dehors et en haut*, par la contracture du muscle droit externe quelquefois seul, quand, par anomalie, il s'insère plus haut que dans l'état normal, comme nous l'avons assez souvent constaté, et déterminé de plus assez fréquemment par le muscle petit oblique et par le muscle droit supérieur; enfin le strabisme peut exister, quoique très rarement, *en dehors et en bas*, soit que le muscle droit externe, s'insérant plus bas que d'habitude sur le globe oculaire, agisse seul sur ce dernier, soit qu'il ait pour congénère d'action le muscle droit inférieur et même le petit oblique. Ces types mixtes existent eux-mêmes à divers degrés; leur étude est excessivement importante, afin de pouvoir préciser tout d'abord les limites de l'opération; malheureusement ce n'est guère que par une longue pratique qu'il est possible de saisir leur nuance.

Quoi qu'il en soit de cette notion sur les causes efficientes du strabisme, inconnues pour ainsi dire jusque dans ces derniers temps, préoccupé que l'on était des causes éloignées de cette infirmité; de ces causes actives, disons-nous, à la ténotomie, devenue aujourd'hui générale, et appliquée à presque toutes les parties du corps avec une hardiesse dont le succès seul est plus surprenant encore, il n'y avait plus qu'un pas à faire.

M. Guérin avait depuis long-temps établi que le strabisme ne reconnaît d'autre cause que l'inégale répartition de puissance entre les muscles moteurs oculaires. Comme conséquence naturelle de sa théorie générale sur les difformités du squelette, il avait pensé que la section des muscles, qu'il a généralisée pour toutes les affections de la même origine, serait aussi applicable au traitement des déviations oculaires ; mais la crainte, a-t-il dit, d'agir sur un organe si voisin du cerveau, d'une texture complexe, et dont la moindre altération de tissu peut porter du trouble dans les fonctions de l'œil ; la crainte surtout de laisser exposé à l'air la plaie nécessaire pour faire la section musculaire, avait jusqu'en ces derniers temps paralysé ses efforts curatifs.

De son côté, M. Stromeyer, digne continuateur des travaux du célèbre et infortuné Delpech sur la ténotomie, se livrait en Allemagne à des essais multipliés sur le cadavre ; et de sa voix puissante, répétée par les échos de la presse médicale de Berlin, faisait connaître un mode opératoire qu'il avait créé pour la section des muscles de l'œil.

M. Dieffenbach, dont le nom vous est connu, s'est emparé des idées théoriques de son compatriote, et les a mises en pratique avec tant de succès et de persévérance, qu'en peu de mois il fit cette opération 218 fois.

M. Dieffenbach est donc le premier qui ait opéré le strabisme sur une grande échelle ; le premier qui, par sa pratique, soit venu sanctionner des idées dont l'originalité théorique ne lui appartenait pas. Si, à M. Civiale, qui n'a pas inventé la lithotritie, mais qui le premier l'a mise en pratique, n'en revient pas moins tout l'honneur de cette précieuse découverte, M. Dieffenbach, en ce qui concerne le strabisme, doit occuper le même rang.

Depuis que cette leçon a été publiée pour la première fois, la question de priorité a soulevé bien des controverses; et comme témoignage de notre impartialité, nous allons rapporter le jugement contradictoirement porté à ce sujet par deux chirurgiens belges dans des écrits tout récents : nous voulons parler de MM. Cunier et Verhaeghe.

« Il y a long-temps, dit M. Cunier (1), qu'un mé-
» decin italien a avancé, sous forme spéculative, que
» le strabisme, dû à la contracture spasmodique de
» l'un des muscles droits, lui paraissait curable par
» la section de ce muscle : malgré mes recherches et
» mes efforts de mémoire, il m'est impossible d'in-
» diquer le nom de ce médecin, ni le traité où il a
» consigné sa proposition; je me bornerai à dire que
» M. le docteur Baschieri, de Bologne, que j'ai connu
» en 1837 à Montpellier, où il était réfugié, a appelé
» à diverses reprises mon attention sur la myotomie
» conseillée par son compatriote, et m'a même en-
» gagé à y recourir sur une de mes parentes affectée
» d'un strabisme convergent à droite, qui guérit par
» l'usage du bandeau.

» Il était réservé à un Belge, M. le docteur Jules
» Guérin, rédacteur en chef de la *Gazette médicale*
» *de Paris*, de démontrer par des expériences la pos-
» sibilité de guérir les louches en opérant la section
» du muscle dont la contracture détruit l'équilibre

----

(1) Cunier. *De la Myotomie appliquée au traitement du stra-*
bisme. page 1.

» d'antagonisme. Dès 1837, M. Guérin a signalé dans
» ses conférences le procédé opératoire qui lui pa-
» raissait le plus convenable ; il voulait appliquer à
» la section des muscles droits la méthode sous-
» cutanée. Je parlerai plus loin de ce procédé et de
» ce qui m'est revenu des expériences auxquelles
» notre compatriote s'est livré sur le cadavre, en
» présence de plusieurs médecins, entre autres de
» M. Seutin, en 1837, 1838 et 1839.

    » Malheureusement M. Guérin s'est contenté de
» *parler*, il n'a pas *écrit* ; d'autres se sont emparés de
» son idée, l'ont formulée, et, abandonnant la
» section sous-conjonctivale, ils lui ont substitué la
» dissection.

    » En 1833, M. le professeur Stromeyer écrivait
» dans ses *Beitrage zur operative Orthopædie* (Ha-
» nover) les lignes suivantes, que j'ai déjà rappor-
» tées page 54 du tome II des *Annales d'Oculistique*,
» livraison du 15 octobre 1839 :

    « Des essais tentés sur le cadavre me portent à
» recommander le procédé opératoire suivant con-
» tre le strabisme de nature spasmodique :

    » On fait fermer l'œil sain, et on recommande au
» malade de porter l'œil affecté le plus possible en
» dehors de la direction vicieuse qu'il occupe Si le
» strabisme a lieu en dedans, on enfonce alors dans
» le bord interne de la conjonctive oculaire une
» érigne fine que l'on confie à un aide intelligent,
» qui s'en sert pour tirer l'œil en dehors. La con-
» jonctive ayant été soulevée à l'aide d'une pince,
» on la divise au moyen d'un couteau à cataracte par
» une incision pratiquée dans le canthe interne. La

» traction en dehors est augmentée jusqu'à ce qu'ap-
» paraisse le muscle droit interne; un stylet fin est
» passé sous ce dernier, qui est divisé à l'aide des
» ciseaux courbes, ou avec le couteau qui a servi à
» ouvrir la conjonctive. Aussitôt après l'opération,
» on fera pratiquer des fomentations froides, et on
» administrera une potion opiacée. Il faudra avoir
» soin de continuer pendant quelque temps à tenir
» l'œil sain fermé, afin que l'exercice ait le temps de
» rétablir le mouvement normal de l'œil opéré. La
» pratique orthopédique prouve qu'il suffit de divi-
» ser un muscle pour faire cesser le spasme dont il
» était affecté et le rendre apte à reprendre ses fonc-
» tions; quant à l'opération qui vient d'être décrite,
» elle ne saurait être plus dangereuse que la plupart
» des extirpations de tumeurs enkystées qui com-
» promettent fort rarement l'œil. »

« Ce procédé est excessivement simple et facile... sur
» le cadavre; mais sur le vivant, c'est tout autre chose.
» M. Stromeyer ne parle point des paupières et n'in-
» dique point le moyen de les écarter suffisamment
» pour disséquer à son aise la conjonctive et décou-
» vrir le muscle; il ne dit pas un mot de l'endroit
» où il convient de pratiquer la section. Ces points
» sont cependant loin de manquer d'importance. En
» effet, la première fois que je pratiquai la myo-
» tomie dans un cas de strabisme, en octobre 1839,
» c'est-à-dire deux mois avant M. Dieffenbach,
» j'éprouvai la plus grande difficulté à maintenir
» les paupières convenablement ouvertes, circon-
» stance qui a mis M. Pauli, de Landau, dans
» l'impossibilité d'opérer *Schmidt's Jahrbücher*,

» Bd, XXIV, S. 351, oct. 1839), et qui, deux
» fois de suite, m'a empêché de pouvoir fixer
» l'œil, sur un louche que m'avait envoyé M. le doc-
» teur Hoebeke, et sur la nièce d'un officier du
» 10ᵉ régiment, M. le lieutenant Van Overloop. Ces
» deux malades avaient les yeux excessivement en-
» foncés, les paupières petites, avaient été, à plu-
» sieurs reprises, atteints d'ophthalmie scrofuleuse, et
» supportaient si difficilement la lumière lorsque l'œil
» était maintenu ouvert avec l'élévateur de Pellier ou
» le spéculum de Lusardi, que force fut de renoncer
» à l'opération, que je tenterai cependant lorsque
» j'aurai le spéculum à branches que je fais confec-
» tionner en ce moment, et qui permettra d'obtenir
» un écartement convenable chez tous les louches. »

Voici maintenant l'opinion de M. Verhaeghe, qui
me paraît avoir d'autant plus de poids que ce chirurgien est désintéressé dans cette question (1). Écou-
tons-le parler : « Quelques mois se sont à peine
» écoulés depuis qu'il est question de l'opération du
» strabisme dans le monde médical, et malgré que
» cette époque soit si rapprochée de nous, beau-
» coup de médecins sont déjà dans le doute pour sa-
» voir quel est celui qui l'a faite le premier. C'est
» sans contredit à M. Dieffenbach que revient cet
» honneur; c'est lui qui l'a pratiquée le premier avec
» succès sur le vivant. Ce n'était qu'une extension
» de la ténotomie qu'il appliquait avec de si bril-
» lants succès à la guérison des pieds-bots de toute
» espèce, des fausses ankyloses et des luxations an-

____

(1) Verhaeghe. *Mémoire sur le strabisme,* page 38.

» ciennes. J'ai dit le premier avec succès sur le vi-
» vant; car dès l'année 1838, M. Stromeyer, dans la
» préface de son ouvrage, décrit un procédé pour
» l'opération du strabisme d'après plusieurs essais
» sur le cadavre; ensuite le docteur Pauli de Landau,
» dans un article inséré dans *Schmidt's Jahrbücher*,
» 1839, vol. 24, N° 3, page 351, où il donne un
» compte-rendu de l'ouvrage de M. Stromeyer, rap-
» porte qu'après avoir essayé l'opération ingé-
» nieuse de M. Stromeyer sur le cadavre, il voulut
» en faire l'application sur une jeune fille de qua-
» torze ans qui louchait des deux yeux depuis son
» enfance; mais, dit-il, avec l'aide de ses assistants
» et malgré la ferme volonté de la malade, il lui fut
» impossible de porter l'œil dans l'abduction et de
» le tenir dans cette position en saisissant la con-
» jonctive; car aussitôt qu'il approchait le couteau,
» l'œil se roulait en dedans et en bas, tandis que la
» conjonctive se déchirait en laissant un mor-
» ceau dans la pince. Quand la légère hémor-
» rhagie eut cessé, il fit encore deux tentatives pour
» atteindre son but, mais en vain; chaque fois l'œil
» fuyait en dedans malgré la meilleure volonté, de
» sorte que, pour ne pas y déterminer une trop forte
» inflammation, il fut forcé de remettre l'opération
» à un autre temps. Si en saisissant la conjonctive
» on ne réussit pas à tenir l'œil dans l'abduction, ce
» dont il doute fortement, on n'aurait rien de mieux
» à faire que d'enfoncer une aiguille à cataracte dans
» la cornée, de porter ainsi l'œil dans l'abduction et
» de l'y maintenir jusqu'à ce que le muscle soit coupé;
» néanmoins ce procédé serait très dangereux. »

«On voit par ce passage que c'est M. Pauli le premier qui a fait l'application sur le vivant du procédé de M. Stromeyer, mais sans succès. »

« Ma lettre, écrite le 31 mars 1840, et insérée dans
les *Annales de la Société des sciences naturelles de
Bruges*, page 79, donna l'éveil aux chirurgiens du
pays sur cette opération. Peu importe de savoir qui
l'a faite alors le premier en Belgique : on a dit que
c'était M. le professeur Van Roosebroek, de Gand ;
mais il serait intéressant de savoir à quoi nous en
tenir sur la réclamation de M. Florent Cunier, qui
prétend avoir fait l'opération le 29 octobre 1839,
par conséquent avant l'époque où M. Dieffenbach
l'a pratiquée. Il est de fait que M. Cunier, dans ses
Annales d'Oculistique (t. II, 2ᵉ année, p. 54), a inséré une note qui correspond au 29 octobre, où il
donne purement la traduction du procédé de
M. Stromeyer, qui avait été inséré dans le *Sach's
central zeitung*. M. Cunier ne parle nulle part d'une
opération qu'il aurait faite sur le vivant ; ainsi il
faut encore toujours qu'il le prouve, et, dans ce
cas, ce ne serait pas encore lui, mais M. Pauli, qui
le premier a appliqué le procédé de M. Stromeyer
sur le vivant. »

« Voici une autre réclamation qui serait plus importante pour l'honneur de notre pays, si elle était
juste. M. Sammels, de Courtrai, prétend avoir fait
l'opération il y a quinze ans sur deux ouvriers : le
nommé Willems, ouvrier à Roubaix, et François Du-
bois, mécanicien à Lille. Jusqu'à preuve du contraire, il est permis de regarder cette réclamation
comme non avenue. Ces hommes seront peut-être

morts lorsqu'on voudra les chercher pour s'en assurer, et en tout cas on pourrait se demander pourquoi M. Sammels n'a pas publié une découverte si
importante, et pourquoi il n'a pas continué à faire
des essais ? »

M. Dieffenbach a établi quelques propositions,
dont nous allons analyser les plus saillantes. 1° Les
sujets qui louchent d'un œil seulement et en dedans
ont très souvent la pupille dilatée dans l'œil dévié,
le contraire ayant lieu dans l'œil sain. Dans cet état,
la vue avec les deux yeux est double, et elle est
quelquefois double dans l'œil dévié. La première
partie de cette proposition est d'une vérité absolue.
Assez souvent nous avons rencontré une grande
dilatation de la pupille du côté de l'œil dévié,
et nous l'attribuons à diverses causes. D'une part,
l'œil dévié en dedans ne reçoit dans la direction
antéro-postérieure de son axe, que des rayons
obliques de l'objet éclairé, et pour en admettre
un plus grand nombre, la pupille se dilate naturellement. D'une autre part, en se portant en
dedans, il reçoit moins vivement l'impression
de la lumière, et on sait que moins celle-ci est intense, plus la pupille se dilate. En troisième lieu, le
globe de l'œil dévié ne remplissant ses fonctions
qu'incomplétement, puisqu'il ne lui arrive de l'objet
éclairé qu'un petit nombre de rayons, que les rayons
obliques, il résulte de cet état d'inertie, de ce défaut
d'activité fonctionnelle, ce qui survient dans toute
partie du corps condamnée au repos, un affaisse-
ment de ton, de puissance ; la rétine devient pares-
seuse, la pupille se dilate ; et même, lorsqu'elle est

dilatée, il arrive souvent une telle faiblesse de la vue que les objets situés à cinq pas ne peuvent être perçus nettement, comme je m'en suis convaincu plus d'une fois.

Quant à la deuxième partie de cette première proposition, à savoir : que la vue avec les deux yeux est double, elle ne m'a pas paru rigoureusement démontrée. Sans doute quand nous voulons loucher momentanément par la seule puissance de notre volonté, nous voyons les objets doubles ; mais cet effet, qui probablement existe aussi dans les premiers moments de la déviation oculaire, finit par s'affaiblir par le temps et l'habitude. Les individus que nous avons observés nous ont dit qu'ils ne voyaient pas double, mais que pour bien juger de la position d'un objet, ils sont contraints de fermer un œil. Pour moucher une chandelle, ils n'y parviennent sûrement qu'en recourant à ce moyen, ce qui s'explique d'ailleurs, puisque l'objet n'est pas placé pour les deux yeux au même point d'optique.

2° Le tendon du muscle grand oblique ayant été coupé plusieurs fois, quand l'œil était porté en dedans et en haut, le globe oculaire est tombé brusquement et est venu se placer dans le milieu de l'ouverture des paupières.

3° Quand le strabisme est divergent, il suffit de couper le muscle droit externe pour donner à l'œil une autre direction ; mais alors ce strabisme peut devenir convergent, et un peu plus tard, il faut couper le muscle droit interne (1).

____

(1) Cette proposition reproduite par d'autres chirurgiens qui ont écrit sur le strabisme nous avait donné de l'inquiétude au début de

On sait que cet effet n'a jamais lieu quand on opère un strabisme convergent. Ainsi la section du muscle droit interne ne transforme pas le strabisme

---

notre pratique. Aussi n'opérions-nous les strabismes divergents qu'avec une certaine anxiété, et non sans avoir au préalable prévenu nos clients de la mésaventure à laquelle ils s'exposaient. Aussitôt le muscle droit externe coupé, nous avions hâte d'examiner le résultat; et après une dizaine d'épreuves, ne voyant jamais le globe oculaire se dévier du côté opposé, nous avons commencé à douter de la vérité de cette proposition formulée d'une manière, j'ose le dire, si générale.

Une seule fois sur quatre-vingt-deux opérations de strabisme divergent, le globe oculaire s'est porté assez en dedans pour nécessiter la section du muscle droit interne. Or voici dans quelle circonstance : Une jeune femme de chambre, jolie et passablement coquette, est atteinte d'un strabisme divergent de l'œil gauche, léger et intermittent; je la renvoie une première fois parce qu'il m'est impossible de constater la divergence. Elle revient me voir un mois plus tard, elle insiste, et comme cette fois nous pouvons constater une légère déviation externe, je l'opère. Le globe oculaire se dévie en dedans, et je remédie à ce contre-temps en coupant, onze jours plus tard, le muscle droit interne. Mais à ce fait jusqu'à ce jour unique dans notre pratique, combien d'autres ne pouvons-nous pas opposer! Tandis que dans la très grande majorité des cas, le strabisme convergent guérit par la seule section du muscle droit interne; une fois sur quatre environ, quand il s'agit d'une déviation externe, la section du seul muscle droit externe est insuffisante, et il faut, comme on le verra plus loin, pratiquer une section musculaire multiple. En attendant, tirons de ces faits opposés des préceptes pratiques importants, à savoir que le strabisme externe, quand il est léger, fugace, intermittent, peut exposer par la section du muscle droit externe à la déviation interne, et que pour la prévenir il faut, tout en coupant le muscle, ne débrider que le moins possible l'aponévrose sous-conjonctivale; tandis que dans les circonstances opposées, quand la déviation est très forte, il faudra largement débrider cette aponévrose, et de plus couper d'autres muscles quand la large brèche aponévrotique faite conjointement avec la division du muscle droit externe est insuffisante pour ramener l'œil au centre de l'orbite.

convergent en strabisme divergent ; cela tient, dit-on, à la présence des deux muscles obliques, qui retiennent le globe suffisamment pour l'empêcher de se porter en dehors. Quelques chirurgiens pensent que les résultats négatifs qu'ils ont obtenus après la section du muscle droit interne, tiennent à la rétraction des muscles obliques dont ils auraient dû faire aussi la division. C'est une erreur qui sera démontrée dans les autres leçons, et sur laquelle nous ne voulons pas insister ; disons seulement, par anticipation, que l'insuccès est causé souvent par la division incomplète du muscle strabique, et que si la déviation persiste après cette section, il faut couper, non seulement le muscle oblique, mais le muscle droit supérieur et inférieur (1).

Le strabisme existe à divers degrés : le plus souvent l'œil dévié, quand un côté seul est affecté, se replace dans la position centrale qu'il devrait occu-

---

(1) Sur un nombre de huit cents opérés environ de strabisme interne, nous n'avons jamais eu occasion de voir la déviation interne se convertir en déviation externe après la section du muscle droit interne, de manière à nécessiter la division ultérieure du muscle droit externe. Toutefois et encore, quand la loucherie est légère, nous recommandons de couper le muscle droit interne en entier, et en ayant soin de ne débrider que légèrement l'aponévrose sous-conjonctivale, sous peine de voir survenir une légère déviation externe. Quand celle-ci survient, il faut pendant un, deux ou trois jours ramener l'œil en dedans en plaçant une pyramide de compresses sur l'angle orbitaire externe, et recommander à l'opéré de porter en dehors l'œil sain, afin de diriger l'autre œil en dedans. Il faut toutefois surveiller attentivement les moyens orthopédiques dans la crainte de reproduire l'affection première, et se rappeler qu'une légère déviation, surtout quand l'œil non opéré louche un peu lui-même, ne peut être que favorable au succès définitif de l'opération.

per dès qu'il fonctionne seul et qu'on met un bandeau sur l'œil non dévié. D'autres fois, et cette circonstance est plus rare que la précédente, la déviation persiste, et il est impossible de la vaincre, même momentanément. On conçoit du reste, qu'entre ces deux grands types il existe des degrés intermédiaires; ainsi notre malade parvenait à ramener légèrement le globe de l'œil en dehors, quand, avec un doigt, la paupière du côté opposé était tenue fermée ; mais ce résultat momentané n'était pas obtenu sans des efforts assez puissants de sa part, et quand il se prolongeait au-delà d'une à deux minutes, il survenait dans le muscle oculaire une fatigue avec douleur qui forçait le globe de l'œil à se reporter en dedans.

Les succès constants et nombreux de M. Dieffenbach, à Berlin, n'ont pas tardé à donner l'éveil aux chirurgiens français. Toutefois, hâtons-nous de le dire, les premiers essais n'ont point été de nature à faire adopter cette opération avec beaucoup d'empressement, et c'est à peine si elle a été faite trente fois en France. M. Roux, qui l'un des premiers l'a mise deux fois en pratique, a déclaré que chez l'un de ses opérés il n'avait rien obtenu, et que l'autre avait éprouvé une conjonctivite très violente. M. Guérin a été plus heureux, M. Velpeau a échoué ; M. Sédillot n'a obtenu qu'un demi-succès : mais tous trois, comme les chirurgiens allemands, sont unanimes sur l'innocuité de l'opération en elle-même. M. Roux est peut-être le seul qui, dans un cas, ait eu à combattre de graves accidents consécutifs, lesquels, du reste, n'ont pas eu de suite. A ce fait nous en opposerons trois cents qui ont été heureux (1). Un fait seul ne saurait réellement infirmer l'opinion générale, que le strabisme au point de vue de l'opération est sans aucun danger.

Cette opération n'est pas non plus douloureuse ; de sorte qu'en vérité je ne comprends pas pourquoi elle n'obtient pas chez nous plus de crédit.

La division complète du muscle rétracté, et sous l'empire duquel a lieu la déviation du globe oculaire, est le problème à résoudre pour obvier au strabisme. Ce problème a été résolu de diverses manières : chaque opérateur a plus ou moins modifié le mode opératoire ; nous-même avons apporté, à ce que nous croyons, un perfectionnement. De sorte qu'aujourd'hui, l'histoire du strabisme, quoique de fraîche date, compte déjà une foule de chapitres complets et de phases nouvelles. Faut-il attribuer ces modifications opératoires au plaisir pur et simple d'innover, de faire du neuf à tout prix ? Laissons ces griefs aux esprits inquiets et frelons, et soyons justes envers nos contemporains.

Lorsque, en octobre 1839, M. Dieffenbach opéra pour la première fois le strabisme sur un garçon de dix ans, il eut recours au procédé de Stromeyer. Bien que long et laborieux, le premier essai n'en fut pas moins couronné de succès. Depuis, ce célèbre chirurgien a fait subir au mode opératoire une foule de modifications, pour s'arrêter en définitive au procédé suivant, que nous empruntons

---

(1) M. Dieffenbach nous écrivait il y a deux mois que le nombre de ses opérés était de sept cents ; nous-même nous comptons aujourd'hui un plus grand nombre d'opérés que le chirurgien de Berlin et nous n'avons pas vu survenir un seul accident.

à M. Verhaeghe, qui l'a vu employer par M. Dieffenbach sur près de 3oo louches.

« L'appareil instrumental est très simple : un élévateur de Pellier, un crochet double mousse, sup-
porté par une tige simple, pour abaisser la paupière
inférieure; deux petits crochets aigus pour accrocher la conjonctive, une paire de ciseaux courbés
sur le plat pour faire l'incision de la conjonctive,
un crochet mousse simple pour glisser au-dessus du
muscle que l'on coupe avec les mêmes ciseaux
courbes qui ont servi à faire la section de la conjonctive; dans la boîte à opération se trouve encore un
petit crochet arqué double, que l'opérateur réser-
vait pour les cas où, comme dans l'essai de M. Pauli,
l'œil se tournait convulsivement en dedans, et pro-
voquait par ce mouvement la déchirure de la conjonctive saisie; dans ces circonstances, il implante
ce crochet dans la sclérotique, et se rend ainsi
maître de l'œil. Une éponge et de l'eau froide com-
plètent l'appareil.

» Deux aides suffisent, à la rigueur, quand on fait
l'opération sur un adulte; quand c'est sur un enfant
ou sur un individu des mouvements duquel on
n'est pas sûr, il en faut plus, mais ils peuvent être
étrangers à l'art.

» Le malade est placé, comme dans l'opération de
la cataracte, sur une chaise, vis-à-vis d'une fenêtre
bien éclairée; l'opérateur sur une autre chaise un
peu plus élevée au-devant du malade et un peu de
côté, pour ne pas se trouver dans son propre jour.
Un des aides se tient derrière le malade et fixe la
tête de celui-ci contre sa poitrine afin qu'elle y

trouve un point d'appui, l'autre au-devant de lui,
à côté et à droite de l'opérateur. Je suppose que ce
soit l'œil droit qui louche, c'est sur lui que l'opération est la plus simple. Le chirurgien place l'élévateur de Pellier sous la paupière supérieure et le
donne à tenir à l'aide situé derrière le malade; celui-
là le prend de la main droite; l'abaisseur de la paupière inférieure est tenu par l'autre aide, qui s'assure
en même temps des mains du malade. Ensuite l'opérateur lui ordonne de porter son œil en dehors (pour
faciliter ce mouvement, il ferme ou fait fermer l'œil
sain), et implante un petit crochet aigu dans la conjonctive près de la caroncule lacrymale. Quand l'œil
reste convulsivement tourné dans l'angle interne,
ce qui arrive assez souvent (1), l'opérateur prend
le crochet de la main gauche, le glisse à plat sur le
globe oculaire vers l'angle interne au-dessous des
paupières; après l'y avoir enfoncé à distance convenable, il imprime un léger mouvement au manche
de manière à incliner la pointe du crochet en arrière; puis, saisissant la conjonctive, il peut alors
tirer l'œil en dehors. Ce crochet est tenu par la main
gauche de l'aide situé derrière le malade. Le chirurgien implante ensuite son second crochet dans
la conjonctive plus près de la cornée, à la distance
de 1 1/2 ligne de celle-ci, et le tient lui-même de
la main gauche. La conjonctive étant alors soulevée
par les deux crochets en forme de pli, l'opérateur,

---

(1) Cette circonstance a été cause qu'on a dû abandonner l'opération, parce qu'on ne connaissait pas le moyen simple employé par
M. Dieffenbach pour forcer l'œil à tourner en dehors.

armé des ciseaux courbes, y fait une section, et continue à donner de petits coups de ciseaux jusqu'à ce que le muscle soit à nu, en même temps qu'avec le crochet, tenu de la main gauche, il porte l'œil un peu plus en dehors. Il dépose alors les ciseaux, prend le crochet mousse, et le glisse entre la sclérotique et le muscle; il dégage ensuite son crochet aigu, qui devient inutile, et prend le crochet mousse de la main gauche devenue libre. Pour finir l'opération, il ne s'agit plus que de couper le muscle sur le crochet mousse, ce qui se fait avec les mêmes ciseaux qui ont déjà été employés. Au même instant l'œil, comme délivré du lien qui le tenait enchaîné, se met dans sa position normale. On fait ensuite quelques lotions d'eau froide pour enlever le sang, et on fait ouvrir au malade les deux yeux pour s'assurer s'ils sont en parallélisme.

» Si l'œil gauche est affecté de strabisme, le procédé n'est que légèrement modifié, et l'opération peut se faire également de la main droite. L'aide situé derrière le malade tiendra l'élévateur de la main gauche et le crochet de la droite; alors l'opérateur passe son bras gauche transversalement au-devant du front, prend un point d'appui sur lui, et de sa main courbée tient le crochet qui doit porter l'œil en dehors.

» La description de cette opération est longue et compliquée, cependant rien de plus rapide et de plus simple que son exécution. Le terme ordinaire est un peu plus d'une minute. J'en ai fait une en 45 secondes. L'on peut trouver des difficultés, comme une légère hémorrhagie, des mouvements du malade, mais elles sont facilement surmontées. Chez l'enfant, un peu de tissu cellulaire couvre le muscle, et une hémorrhagie quelquefois assez abondante vient entraver la marche de l'opération ; au contraire, chez l'adulte, le muscle n'est couvert que par la conjonctive, et c'est à peine si on voit apparaître chez lui trois ou quatre gouttes de sang. »

M. Lucas, de Londres, fait d'abord une incision à la conjonctive, puis va implanter son érigne dans la sclérotique, au-delà de cette incision.

M. Guérin, cité par M. Sédillot (*Gazette des Hôpitaux* du 15 septembre 1840), détache la conjonctive de la sclérotique, et la soulève avec une pince à larges bords jusqu'à ce que le muscle soit à découvert. M. Guérin pense éviter l'introduction de l'air dans la plaie en remettant en place, après la section musculaire, la portion détachée de la conjonctive.

M. Roux opère à peu près d'après le procédé de M. Stromeyer, en faisant canneler la petite spatule, afin de diriger plus sûrement le bistouri sur le muscle.

M. Sédillot, pour empêcher l'érigne d'aller trop avant dans la sclérotique, en a fait renfler les crochets à 2 millimètres de la pointe.

M. Velpeau (*Gazette des Hôpitaux*, 17 septembre 1840) a modifié l'opération ainsi qu'il suit : « L'érigne, fixée dans la sclérotique, ayant été confiée à un aide, M. Velpeau en a pris une seconde de la main gauche ; mais celle-ci, simple, a été dirigée en contournant le globe oculaire d'abord horizontalement audessus du muscle à inciser ; puis, par un mouvement de bascule de bas en haut, le crochet a été abaissé verticalement et en arrière du muscle, sans avoir traversé autre chose que le point de conjonction qui lui a donné passage; alors l'érigne, tirée doucement en avant, y a amené ce muscle recouvert de la conjonctive en forme d'anse, et, au moyen d'un petit bistouri étroit, concave sur son tranchant, et de la forme d'une serpette allongée, lequel a été glissé entre l'œil et l'érigne que tenait toujours sa main gauche. Guidant alors le bistouri sur cette érigne, M. Velpeau l'a retiré en coupant de haut en bas et d'arrière en avant, a ainsi divisé d'un seul coup le muscle et la conjonctive dans l'étendue d'une ligne égale à la hauteur du muscle et à l'épaisseur de l'instrument. »

Nous désirions depuis long-temps pouvoir étudier par nous-même, au point de vue pratique, la valeur du strabisme, et juger du même coup la portée de divers modes opératoires. A cet effet, nous avions réuni près de nous des chirurgiens, parmi lesquels nous citerons M. Belmas, qui, comme nous, voulaient se former une opinion vraie sur cette question. Un fait surtout nous préoccupait : la différence des résultats obtenus en Allemagne et chez nous. Serait-ce qu'en Allemagne l'opération serait mieux faite qu'en France? Du moment que le muscle est coupé, le résultat de l'opération devrait cependant être le même des deux côtes du Rhin. On conçoit en effet difficilement que la section du muscle, qui seul cause la déviation, ne donne pas un résultat immédiat quand cette puissance musculaire a été vaincue en totalité.

Nous avions donc la ferme volonté de couper le

muscle droit interne en entier, et nos tentatives sur
le cadavre nous avaient démontré que cette division complète n'est pas si facile qu'on le dit. On
coupe un tiers, deux tiers du muscle, et si quelques
unes de ses fibres échappent à l'instrument, l'o-
pération est comme non avenue. Or, le muscle,
quand l'œil est tiré en dehors, est plat, il s'applique
sur le globe oculaire, et n'a pas moins de quatre lignes de largeur (1). Que les incrédules s'exercent
sur le cadavre, et lorsqu'ils croiront avoir coupé
le muscle, qu'ils vérifient, et ils seront étonnés de
la facilité avec laquelle quelques fibres charnues
échappent à l'instrument.

---

(1) Dans l'état normal, il est parfois moins large ; mais aussi
nous avons rencontré des muscles qui, à leur insertion oculaire,
avaient jusqu'à sept lignes de largeur. Une disposition anomalique
importante à noter est celle-ci : le muscle s'implante quelquefois,
une fois sur vingt-cinq environ, à l'aide de deux greffes séparées
l'une de l'autre par une traînée de tissu cellulaire graisseux, large
elle-même d'une ligne et de la forme d'un triangle dont le côté ouvert correspond au globe oculaire. D'autres fois ce double tendon
représente deux bandelettes superposées, l'une plus rapprochée de
la cornée transparente, l'autre plus rapprochée du nerf optique. Il
peut exister une distance de deux lignes entre ces bandelettes musculaires, et on conçoit que l'ignorance de cette notion anatomique
peut faire échouer l'opération. M. Philipps a parlé d'adhérences pa-
thologiques musculaires au globe de l'œil, nous ne les nions pas ; mais
elles doivent être rares, car sur huit cents opérés nous n'en avons
constaté aucune. N'aurait-il pas pris pour des adhérences la disposition anormale précitée ? Les fibres des muscles moteurs oculaires,
le muscle grand oblique excepté, sont peu serrées et faciles à sépa-
rer par le crochet que l'on engage sous elles pour les soulever lors
de l'opération du strabisme, de sorte qu'un trousseau musculaire
peut aisément échapper à l'action de l'instrument. Nous pensons
que bien des fois cette fausse manœuvre a été seule cause des
insuccès.

Notre malade est un soldat âgé de vingt-cinq ans; son strabisme affecte l'œil gauche; il est convergent et de naissance. En fermant la paupière du côté opposé, l'œil dévié ne peut que difficilement se porter en dehors, et il ne peut s'y maintenir au-delà d'une demi-minute. La pupille est très dilatée de ce côté, et la vue a singulièrement perdu de sa force.

Avant de procéder à l'opération, deux mots sur l'anatomie de la région sur laquelle nous allons agir.

La conjonctive, dans son angle de réflexion oculo-palpébrale, est doublée d'un tissu aponévrotique digne de remarque. Ce tissu enveloppe comme d'une atmosphère celluleuse tout le globe oculaire dans ses deux tiers postérieurs, et à partir de l'angle de réflexion précité. Cette atmosphère celluleuse, en se condensant dans ses points de contact avec le globe de l'œil, forme autour de lui une véritable coiffe aponévrotique dont le rôle est important à connaître. Et d'abord elle jette des prolongements autour des six muscles moteurs oculaires pour leur fournir un étui ou gaîne aponévrotique. Cette gaîne contient de la synovie assez abondante, surtout dans celle qui reçoit le muscle droit externe, et cette synovie facilite le glissement.

La continuité de ces six gaînes avec l'aponévrose d'enveloppe fait comprendre tout d'abord comment il peut s'établir entre tous les muscles, outre leur action spéciale, une solidarité d'action commune, et pourquoi il importe souvent de largement débrider cette aponévrose oculaire, sous peine de voir les muscles voisins rétablir, partiellement au moins, la puissance du muscle strabique qui a été coupé en entier. De plus, comme cette aponévrose empiète sur la partie antérieure de la grande circonférence de l'œil, elle forme une bride qui souvent empêche le redressement complet de ce dernier, redressement que maintes fois nous avons obtenu en ouvrant largement cette toile aponévrotique. Remarquons encore que les muscles de l'œil s'insèrent très près de la conjonctive à son angle de réflexion oculo-palpébrale; il est rare qu'il y ait plus d'une ligne de distance entre le muscle et cette membrane. On conçoit dès lors la possibilité d'implanter le crochet d'une érigne simple dans cette greffe musculaire, afin d'avoir un point de départ fixe pour rencontrer sûrement le muscle, et d'une autre part afin de fixer solidement le globe oculaire, et de pouvoir faire effort sur lui pour le redresser et donner du jour à l'opérateur. Nous avons mis à profit cette disposition anatomique pour notre procédé opératoire, que nous allons décrire tel que nous l'avons définitivement adopté depuis plusieurs mois.

Opération — Le strabique est assis sur un tabouret en face d'une fenêtre, ses paupières tenues écartées avec l'élévateur de Pellier et avec l'abaisseur de M. Charrière; nous enfonçons d'un coup sec une érigne à crochet unique, mais fort, dans l'angle de réflexion oculo-palpébrale de la conjonctive, et un peu au-dessus du diamètre transversal de l'œil, si, comme dans ce cas, il s'agit d'un strabisme convergent, pour saisir l'attache musculaire; et, prenant sur elle un point fixe, nous faisons effort comme pour redresser l'œil. Par cette manœuvre se dessine en relief bien senti, et traduisant une véritable corde, le muscle strabique; nous passons sous lui, sans toutefois chercher à l'embrasser en entier, un petit bistouri à double courbure sur le plat de la lame et large à son talon : à double courbure, pour éloigner sa pointe du globe de l'œil à mesure qu'il chemine; large à son talon, pour que l'incision des parties à diviser soit presque accomplie au moment où la lame de l'instrument est arrivée au bout de sa course.

Dans ce premier temps opératoire, la gaîne est ouverte, et une partie du muscle lui-même a été coupée; nous engageons alors sous ce dernier notre crochet-bistouri pour le soulever et le couper d'un seul coup de ciseau. L'aponévrose d'enveloppe oculaire est ensuite débridée plus ou moins largement, selon les indications, haut et bas; nous faisons effort de nouveau sur l'érigne pour soulever la greffe musculaire adhérente au globe, et d'un seul coup de ciseau nous enlevons en entier cette greffe, ainsi qu'un lambeau conjonctival, afin de bien nettoyer la plaie, et de ne pas laisser de mâchures sur lesquelles viennent plus tard s'enter des granulations qui forment des excroissances dont nous reparlerons.

Notre crochet-bistouri est tout simplement un crochet qui, en petit, représente assez bien l'aiguille à ligature artérielle de Deschamps, quant à sa disposition et à sa forme. Après le crochet vient un tranchant comme celui d'un bistouri; de sorte que, si l'on voulait, sans abandonner le muscle, il suffirait de le faire glisser au-delà du crochet qui l'a soulevé pour couper totalement cette corde musculaire.

Tels sont les temps qui signalent notre opération.

Comme nous voulions, sur l'opéré dont nous parlons, nous bien convaincre que le muscle avait été coupé en totalité, nous avons replongé notre crochet-bistouri; et, à notre grande surprise, nous avons ramené encore un petit trousseau fibreux appartenant à la gaîne du muscle, trousseau dont la présence aurait pu rendre l'opération incomplète.

Notre opéré nous a dit avoir éprouvé une douleur analogue à celle que produit l'entrée d'un grain de sable dans l'œil, très supportable d'ailleurs, puisqu'il n'a proféré aucune plainte. Je lui ai fait pratiquer une saignée de précaution, et une compresse imbibée d'eau froide a été appliquée pendant quarante-huit heures sur la région oculaire; il n'est survenu aucun accident, pas même une légère ophthalmie, et au bout de huit jours la petite ecchymose oculaire interne, suite d'un léger épanchement sanguin, était dissipée.

Voyons maintenant les phénomènes consécutifs à cette opération au point de vue du strabisme.

Sur-le-champ l'œil se dévia pour se porter en dehors et s'y maintenir aussi long-temps que le malade le voulut, sans lui faire éprouver la moindre fatigue, et sans que, pour obtenir ce résultat, il fallût baisser la paupière du côté opposé.

Un fait très remarquable s'est alors présenté: en même temps que l'œil gauche, qui était dévié en dedans, se trouvait redressé et porté en dehors, l'œil droit, qui était sain, fut à son tour porté en dedans, de telle sorte que le rôle des deux yeux,

eu égard à leur position , était totalement inter-
verti. Cet effet, du reste, n'a point persisté, chaque
jour il a été moins manifeste, et aujourd'hui,
quinzième jour après l'opération , il est difficile de
trouver trace de strabisme d'un côté comme de
l'autre.

Voici comment nous expliquons ce singulier phénomène.

Notre opéré louchait de naissance , et l'impression des rayons lumineux arrivait de l'objet éclairé
sur la rétine des deux yeux sous deux axes différents :
axe direct pour l'œil droit, axe oblique pour l'œil
gauche. Pendant vingt-cinq ans, le cerveau, qui re-
cevait l'impression de l'image sous deux axes en dés-
accord, avait dû, par une étude particulière, redresser ce qu'il y avait de défectueux pour l'un deux.
Cette étude , faite depuis vingt-cinq ans, était devenue une deuxième nature; et quand, en redressant
l'œil dévié, nous avons dû apporter de la confusion
dans les actes du cerveau, ce dernier a dû, à son
tour, réagir par un strabisme momentané sur l'œil
sain (1).

____

(1) Aujourd'hui comme à l'époque où cette leçon a été publiée,
nous pensons encore qu'il peut arriver qu'en délouchant un œil,
l'autre éprouve une légère loucherie spontanée et non durable. Mais
un fait constant qu'il importe de bien reconnaître avant l'opération ,
et de faire constater par les personnes qui viennent se confier au scalpel du chirurgien , c'est que dans une foule de cas, quand il existe
un strabisme très prononcé d'un côté, l'œil qui paraît sain est néanmoins légèrement strabique. Presque insaisissable avant l'opération , parce que toute l'attention est absorbée par l'œil le plus strabique, cette légère déviation devient choquante du moment que ce
dernier a été radicalement redressé.

Nous avons répété nos expériences sur le cadavre, en présence de plusieurs chirurgiens distingués,
de M. Bourgery, entre autres, dont le nom occupe
un rang élevé dans le corps médical, et tous sont
restés convaincus comme nous que la section de
l'un des muscles de l'œil n'est pas si facile qu'on l'a
dit et écrit, quand on ne veut pas faire de la jon-
glerie, quand on veut le couper en totalité.

Notre procédé opératoire, exécuté avec tous les
détails que nous avons donnés, nous semble devoir
guider avec une certitude mathématique la main de
l'opérateur, et nous avons lieu de croire que ceux
qui le suivront ne seront point exposés à des mécomptes, parce qu'ils auront agi sûrement. *Tollitur
causa, tollitur effectus.*

———

LEÇON PUBLIÉE LE 9 JANVIER 1841.

A la leçon sur le strabisme, publiée dans le numéro du 26 novembre de la *Gazette des hôpitaux*,
nous allons ajouter quelques corollaires dignes d'intérêt, que nous ont suggérés les nouvelles opérations faites publiquement soit à notre domicile soit
à l'hôpital militaire du Gros-Caillou. Notre pratique
s'appuie déjà sur un chiffre de cinquante-trois opérés, dont quarante en public, et treize en comité.

Pressentie par notre célèbre ténotomiste Guérin,
formulée par Stromeyer, et expérimentée pour la
première fois sur le vivant, il y a treize mois, par
le célèbre Dieffenbach, l'opération du strabisme
est l'une des conquêtes chirurgicales les plus re-

marquables des temps modernes. Sa mission ne
se borne pas au rôle coquet de rétablir la voca-
tion du regard, et de faire disparaître l'une des difformités les plus choquantes, elle rend au globe de
l'œil la puissance d'optique dont l'avait privé la déviation. L'œil strabique, ne recevant de l'objet éclairé
que des rayons obliques, fonctionne moins bien que
celui du côté opposé, qui reçoit en plein et directement les rayons solaires. La prunelle, qui hon-
teusement va se cacher dans l'angle interne de l'œil,
semble fuir la lumière, dont l'excitation fait défaut
sur le nerf optique. Ce défaut d'exercice fonctionnel
et d'excitation solaire fait tomber la rétine dans un
état de paresse et d'inertie qui souvent se traduit
par une dilatation de la pupille, et toujours par une
faiblesse de la vue telle que la plupart des personnes atteintes de strabisme ne voient point, de l'œil
strabique, assez pour lire, et que souvent même la
vue est si courte qu'il leur est impossible de distinguer les objets situés à trois pas de distance. Encore,
pour obtenir ces faibles avantages de l'œil strabique,
faut-il aider préalablement à son redressement en
masquant l'œil sain pendant que l'autre fonctionne.
Aussi, dans l'état habituel, les louches ne voient-ils
réellement que d'un œil.

Le strabisme a donc une double mission, celle
de rétablir la beauté et la régularité du regard, et
celle non moins importante, qui consiste, comme
par la pratique de la cataracte, à rendre la vue aux
borgnes, sinon aux aveugles.

Le strabisme est simple ou double ; toujours, dans
ce dernier cas, il est moins fort d'un côté que de

l'autre, et il suffit d'opérer l'œil le plus dévié, pour que, bien souvent, l'œil du côté opposé reprenne une rectitude presque absolue après quelques jours.

M. Phillips, de Liége, dit (1) : « Il est souvent presque impossible de déterminer si le sujet louche des deux yeux ou d'un seul œil ; c'est seulement après la première opération, lorsqu'on a délouché un œil, que l'on s'aperçoit que l'autre n'est pas placé régulièrement. Dans ce cas, il ne faut pas remettre à un autre moment la deuxième opération ; il faut de suite, après le premier, entreprendre l'autre œil. »

Jusqu'à ce jour nous n'avons jamais suivi ce conseil, et à mesure que le cercle de notre pratique s'agrandit et vient fortifier notre expérience, loin de nous en rapprocher, nous n'en éprouvons que plus d'éloignement. Sur sept personnes atteintes de strabisme convergent double et prononcé, six ont éprouvé graduellement de l'amélioration du côté opposé à l'opération, celle-ci ayant eu un succès complet du côté soumis à la main de l'opérateur. Plusieurs d'entre vous, messieurs, ont été témoins de ces faits. Le jeune Duladour, ici présent, opéré il y a un mois, et que vous pourrez revoir chez lui, rue Coquillière, 34, en est un exemple frappant. Cet enfant louchait si fort des deux yeux, que la moitié des prunelles se dérobait sous l'angle interne des paupières. Chez lui comme chez les cinq autres, l'amélioration instantanée de l'œil non opéré a fait de sensibles progrès de jour en jour, au point qu'il

---

(1) Philipps, *Du strabisme*, pag. 74.

est difficile, même avec une attention soutenue, de trouver trace de strabisme d'un côté comme de l'autre; toutefois, chez deux d'entre eux, il reste un faux trait, mais si léger, qu'il y aurait folie à faire une deuxième opération. Le faux trait n'a d'ailleurs rien de disgracieux, loin de là; on sait que les anciens le considéraient comme un agrément. Le faux trait donne au regard quelque chose de tendre et de voluptueux; c'est ainsi qu'on représente la Straba-Vénus.

Le septième opéré louchait aussi des deux yeux; il n'a obtenu de rectitude que du côté de l'œil soumis à l'opération; l'amélioration de l'autre œil était assez sensible: mais il paraît que nous avions affaire à un muscle rétracté, racorni, et nous avons, à la grande joie de ce pauvre strabique, procédé plus tard à la deuxième épreuve, qui, comme la première, a été couronnée d'un succès entier et instantané.

A ce compte, il résulte que six sur sept ont profité des avantages de la temporisation dont nous nous sommes fait une loi en pareille circonstance.

Le précepte de M. Phillips nous paraît trop absolu; il faut nécessairement établir une distinction dans la variété et le degré d'intensité du strabisme. Nous croyons qu'en thèse générale, quand les yeux strabiques peuvent se mouvoir en dehors avec aisance lorsque la paupière opposée est masquée par un bandeau, il ne faut opérer que l'œil le plus affecté de déviation et d'affaiblissement de la vue; tandis que dans le cas contraire, quand les yeux strabiques peuvent à peine se replacer au centre du globe oculaire, il faudra probablement plus tard opérer le second œil, parce que la corde musculaire est trop rétractée et qu'il faut la couper.

Nous avons remarqué plusieurs fois qu'aussitôt après le redressement de l'œil qui vient d'être opéré, quand le strabisme n'existe que d'un côté, l'œil sain louche assez sensiblement. Ce phénomène ne doit avoir rien d'inquiétant; constamment il s'est dissipé en peu de jours, quand l'œil non opéré n'était réellement pas, avant l'opération, lui-même légèrement strabique. Voici comment nous concevons cette déviation. L'impression venue de l'objet éclairé ayant été pendant plusieurs années transmise au cerveau par deux axes différents, l'un droit, l'autre oblique, celui-ci a dû, par un travail rectificateur instinctif, corriger le vice d'optique dont l'habitude était devenue une seconde nature; et quand brusquement l'opérateur vient à redresser l'œil strabique, le cerveau étonné réagit sur l'œil sain momentanément pour reprendre en quelque sorte l'équilibre et l'harmonie de ses fonctions. Un autre phénomène qui pourrait aussi inquiéter les opérés, s'ils n'étaient prévenus que sa durée ne doit être que momentanée, consiste dans la vue double après l'opération. Singularité remarquable! quand l'œil est droit naturellement, on voit double en provoquant le strabisme sous l'empire de la volonté; et quand le strabisme est acquis, la vue devient assez souvent double pendant quelques jours, du moment que la main du chirurgien a remédié à cette infirmité.

Arrêtons-nous un instant sur le phénomène de la vue double ou diplopie.

Soit qu'avec Buffon nous considérions comme cause unique du strabisme *l'inégalité congénitale ou accidentelle dans la force des deux rétines*, opinion évidemment beaucoup trop absolue, et qui expose fréquemment à prendre l'effet pour la cause; soit qu'avec M. Rognetta, dont le nom fait ici autorité, nous ajoutions à cette première cause du strabisme les suivantes : 1° *la déviation mécanique de l'axe visuel* par suite de taches centrales de la cornée, cataractes orbitocèles, etc.; 2° *l'habitude vicieuse* et *l'imitation*; 3° *l'inégalité ou désharmonie de la force des muscles de l'œil*, sans lesquelles les autres causes resteraient elles-mêmes impuissantes; toujours est-il que sans trop se préoccuper des causes, c'est dans la déviation elle-même qu'il faut chercher l'explication du phénomène de la vue double.

Quand le strabisme existe, l'œil non dévié fixe seul l'objet qu'il veut étudier, tandis que l'œil qui louche regarde du côté opposé; d'où il résulte que chaque œil percevant une image propre, les axes visuels se croisent, et l'objet paraît double. M. Cunier donne une autre explication de la diplopie : l'axe oculaire, qui, sur un œil sain, est représenté par une ligne qui, partant du centre de la cornée, passe par le milieu du cristallin, aboutit sans déviation au centre de la rétine, cesse de devenir l'axe visuel quand il y a strabisme ou déviation oculaire. Je suppose une déviation interne. La cornée transparente, par son obliquité en dedans, dérange nécessairement l'axe visuel, qui ne pourra passer par le centre du cristallin pour aboutir au centre de la rétine. Il y a, comme le dit M. Cunier, nécessaire-

ment dans un pareil cas défaut d'accord, de réfrac-
tion de la lumière sur la cornée et le cristallin, et
ce défaut d'accord rend parfaitement compte de la
diplopie, que l'on rencontre si souvent dans le strabisme. En effet la cornée est très bombée; ce qui
donne aussi la raison de la myopie qui complique
presque tous les cas de strabisme; et le cristallin est
porté sur le côté. Ceux qui expliquent le strabisme
par le déplacement du cristallin prennent presque
toujours l'effet pour la cause.

Il est encore une explication de la diplopie qui
nous est propre, et que voici : quand l'œil est droit,
l'axe oculaire étant le même que l'axe visuel, ce
dernier tombe sur le centre de la rétine; celle-ci
étant habituée à percevoir l'image toujours par le
même foyer, y a acquis une force d'optique qui
persiste encore pendant quelque temps. Quand, par
suite d'une déviation oculaire, l'image allant se
peindre sur un autre point, tombe sur un foyer
différent, il doit nécessairement y avoir confusion
et double image. On sait qu'en croisant les bouts
de deux doigts de la main on a la sensation de deux
boulettes de mie de pain, bien qu'une seule ait été
placée de manière à toucher en même temps la
pulpe des deux doigts ainsi croisés. Je pense qu'il
se passe un phénomène analogue sur la rétine, par
suite de la brusque déviation de l'axe visuel.

Nous avons vu des louches qui avaient conservé
la vue double jusqu'au moment où ils ont été opérés; mais bien plus souvent nous avons pu voir la
diplopie survenir après l'opération du strabisme.
Ce phénomène disparaît graduellement, et il est

rare qu'il persiste au-delà de quinze jours, si ce n'est quand l'œil est porté du côté où le muscle a été coupé, parce que les tissus qui ont été divisés conservent de la tuméfaction et de l'induration. Celles-ci agissent en comprimant, à la manière d'un coin, le globe oculaire dans certains mouvements. La compression, en dérangeant le cristallin, fait que le rayon lumineux ne tombe plus sur le même foyer de la rétine, et il y a vue double; mais ce phénomène tombe graduellement à mesure que l'induration des tissus s'efface elle-même; et dans cette lutte des axes visuels, l'une des deux images s'affaiblit de plus en plus, pour disparaître définitivement.

Quant aux louches qui avaient conservé jusqu'au moment de l'opération la vue double, il paraît que le cristallin et la cornée n'avaient pu parvenir à s'accommoder entre eux de manière à confondre leurs axes, et à ne plus faire naître sur la rétine qu'un seul foyer, comme cela a lieu pour presque tous les louches.

Nous avons pratiqué plus de quarante opérations de strabisme, en séance publique et en présence de témoins compétents, parmi lesquels je citerai MM. les docteurs Pasquier, Rognetta, Donné, Lallemand (de Montpellier), Petrequin (de Lyon), Morin (de Versailles), Scott, Beaumetz, Fiévé, Chamberet, Alquié, Piron, Piorry, Auber (1), Lestiboudois, Gama, et une foule d'autres qu'il serait trop long de nommer. A chacune de nos

____

(1) Auteur du *Traité de philosophie médicale*, 1859. 1 vol. in-8.

séances, plusieurs opérations de strabisme ont été faites devant quarante à cinquante personnes au moins ; chaque fois, et à tour de rôle, nos anciens opérés se représentent aux séances. Eh bien ! j'en appelle à la bonne foi de celles qui sont venues nous voir opérer : qu'elles disent si jamais nous avons éprouvé un seul insuccès, si à l'instant même et spontanément le globe de l'œil dévié n'a pas repris une rectitude parfaite (1).

Quand, parti de Berlin, le strabisme, dans ses heureuses et rapides pérégrinations en Allemagne, en Angleterre, en Russie, était naguère encore repoussé de Paris comme un mensonge, parce que des praticiens, d'ailleurs haut placés dans la science et dans l'opinion publique, avaient refusé de lui donner des lettres de naturalisation, nous n'avons pas hésité à le prendre sous notre patronage. Nous avions foi en la loyauté non moins qu'au brillant talent de M. Dieffenbach ; nous avons repris ses travaux en sous-œuvre, et après les avoir bien médités, nous n'avons pas tardé à pressentir que la différence des résultats obtenus sur l'une et l'autre rive du Rhin ne reconnaît d'autre cause que l'imperfection du mode opératoire. Entre M. Dieffenbach, qui annonce plus de 700 succès, et MM. Roux et Velpeau, M. Roux, qui sur deux opérations a éprouvé deux mécomptes, et M. Velpeau, qui sur sept opérés a eu six récidives, il fallait opter.

---

(1) Nous opérons maintenant tous les jours, depuis près de deux mois, quinze à vingt strabiques par jour ; il nous est arrivé d'en opérer jusqu'à trente-cinq dans une séance.

L'étude et l'analyse du mode opératoire suivi par M. Dieffenbach et celles des procédés usités par MM. Roux et Velpeau, n'ont pas tardé à nous démontrer que, dans le premier, le muscle strabique devait être coupé en entier, tandis qu'il ne devait l'être que partiellement dans le second. Nous avons fait répéter à l'amphithéâtre l'opération sous nos yeux par d'habiles chirurgiens et par nos élèves : eh bien! ces manœuvres, que ni la douleur ni le sang ne compliquaient, nous ont démontré néanmoins combien cette opération est encore délicate et exige de soins pour être faite à fond, pour que pas une seule fibre musculaire ne puisse échapper à l'instrument. Les fibres des muscles moteurs oculaires sont lâchement unies entre elles, et rien n'est plus aisé que de les écarter quand on va à la recherche d'un muscle strabique ; de sorte qu'on peut croire à une section complète quand il n'en est cependant rien. De plus, ces muscles sont logés dans une gaîne aponévrotique, gaîne de glissement. Cette gaîne, dont personne, que nous sachions, n'a parlé avant nous, au point de vue du strabisme, doit également être coupée en entier, parce qu'elle constitue une bride fibreuse qui peut rendre le redressement incomplet, et amener même des récidives en rétablissant la continuité musculaire. La portion de cette gaîne qui est en rapport avec la sclérotique échappe très aisément à l'action de l'instrument, et quand elle a été coupée en entier, la sclérotique apparaît blanche, nacrée, brillante. Nous ne nous contentons pas de couper le muscle strabique, et d'en exciser même au besoin une portion ; nous complétons, quand le muscle est très large , notre opération par une manœuvre à laquelle nous attachons la plus haute importance , et sans laquelle nous n'aurions plus une certitude mathématique de succès. Quand le muscle a été coupé, nous engageons l'opéré à regarder fortement du côté opposé à la déviation, et alors nous accrochons avec une petite érigne double la portion musculaire adhérente au globe oculaire; nous faisons effort sur elle; l'œil cède aisément, et nous portons notre attention sur les angles de la division musculaire. Il est rare qu'il ne s'y rencontre pas quelque bride , sinon charnue, aponévrotique. Ces brides pourraient amener des récidives, ou tout au moins des succès moins satisfaisants; nous les coupons avec de petits ciseaux courbes à pointes mousses. Après cette démonstration, que nous appelons la preuve mathématique, il ne peut rester de doute sur la bonté de l'opération.

Quelle que soit la cause du strabisme, le résultat est toujours le même : c'est toujours le défaut d'harmonie et de puissance fonctionnelle entre les leviers musculaires destinés à mettre le globe de l'œil en mouvement qui opère la déviation.

Le muscle strabique est-il plus court que les autres? ou bien, tout en conservant sa longueur, n'agit-il sur le globe oculaire que par suite d'un excès de puissance provenant, soit de la multiplicité de ses fibres , soit de l'influx nerveux? Nous penchons à croire que ces causes peuvent également se présenter. Quand le globe oculaire ne peut que difficilement se mouvoir, même en fermant l'œil sain , il y a évidemment rétraction musculaire; tandis que, dans le cas contraire, quand, en mettant un bandeau sur la paupière opposée à l'œil strabique, celui-ci peut très aisément se redresser, ne plus loucher du tout, et même se mettre dans l'angle oculaire, ce qui est fréquent, il est probable qu'alors il n'y a pas raccourcissement des fibres musculaires, et qu'il y a seulement excès de ton ou d'innervation. Ce redressement complet de l'œil strabique quand l'autre est fermé étonne toujours ceux qui sont peu familiarisés avec les phénomènes strabiques. Il est cependant facile à expliquer. Quand un œil fonctionne seul, il doit nécessairement et forcément tendre à se redresser, sans quoi la vision ne pourrait s'exercer. Ce redressement a lieu quand il n'y a pas de raccourcissement musculaire. On conçoit en effet que dans le cas où le strabisme ne reconnaît d'autre cause qu'un excès de puissance musculaire, le muscle strabique peut, dans certains actes fonctionnels et instinctifs, être vaincu momentanément par la force réunie des antagonistes.

Quoi qu'il en soit de ces causes différentes, le résultat reste le même, et le remède ne varie pas: il faut toujours couper le muscle strabique.

M. Dieffenbach n'établit aucune distinction entre les différentes espèces de strabisme. Il les opère tous indistinctement, d'après ce qu'il paraît (1).

____

(1) M. Cunier, pag 46, ouvrage cité, s'exprime ainsi : M. Dieffenbach, dans ses *Vorlänfig. Bemerkungen ueber die operation des schielens*, parle comme si tous les louches, sans exception, étaient guérissables par la myotomie. ».

Sans doute, il serait fort commode pour l'opérateur de se conserver une soupape de sûreté, et de pouvoir dire en cas d'insuccès : il existe diverses espèces de strabismes *fonctionnels*, par exemple, et *musculaires*. Les premiers doivent échouer, même après l'opération la mieux faite, et les seconds seuls réussir. Si cette distinction existe, qu'on nous la fasse connaître à des signes certains, et *à priori*, alors nous l'admettrons; mais *à posteriori*, c'est-à-dire quand l'opération n'aura pas réussi, nous ne saurions pousser à ce point la complaisance : le bon sens et la pratique repoussent cette logique.

Nous nous sommes élevé contre ces sophismes et ces subtilités ; le premier, nous avons écrit que l'insuccès ne reconnaît d'autre cause que l'imperfection de l'opération et le défaut de section complète d'un ou de plusieurs muscles. Non seulement nous l'avons écrit, nous l'avons dit en pleine Académie, en présentant à cette savante assemblée de médecins des opérés à la date de quarante-huit heures.

Des hommes opposés au strabisme, et dont la parole puissante avait eu de l'écho non seulement au milieu des corps savants, mais dans toute la presse politique et médicale, avaient fait bon marché de cette brillante opération qui avait échoué entre leurs mains.

Nous avons compris tout d'abord tout ce qu'il y avait de délicat et de difficile dans notre position, nous retrouvant en face de ces mêmes hommes auxquels notre conscience intime, les intérêts de l'humanité et de l'art nous faisaient un devoir de donner un démenti scientifique. Nous avons eu le courage de notre opinion, et nous avons tempéré par les formes du langage toute la brutalité des faits que nous apportions à leur tribunal.

On disait que l'opération du strabisme est de sa nature fort dangereuse; l'un des deux opérés de M. Roux avait failli perdre la vue. On voulait bien accorder qu'il était possible d'obtenir quelque amélioration dans le redressement de l'œil; mais cette amélioration de l'œil devait être si minime et si passagère, qu'on accusait hautement M. Dieffenbach et sa secte. D'autres, se croyant plus avisés, disaient que l'œil opéré se portait du côté opposé et regardait le nord au lieu du midi; et les plus modérés se contentaient d'avancer que l'œil perdait ses mouvements et restait immobile comme un œil de verre au milieu de l'orbite.

Tel était l'état de la question quand nous avons abordé l'Académie royale de médecine, le 8 décembre 1840.

En présentant nos opérés à cette assemblée, quarante-huit heures après l'opération, nous voulions, comme nous l'avons dit, constater de suite plusieurs faits importants : d'abord, que l'opération n'est point dangereuse, puisque nos opérés étaient venus à pied se faire voir, et que la petite plaie, suite de l'opération, était en voie de cicatrisation sans avoir amené la plus légère ophthalmie; en second lieu, que le redressement de l'œil était complet, qu'il avait été spontané et ne s'était pas fait attendre pour n'amener, en définitive, comme on le pensait, qu'une amélioration momentanée. Nous avions surtout à cœur de faire constater que le globe oculaire s'était placé, au centre de l'orbite ni trop ni trop peu ; que loin d'être immobile il suivait tous les mouvements de l'œil opposé, et que même il pouvait se porter un peu en dedans malgré la section du muscle droit interne.

Enfin, nous avons dit en terminant que nous tenions ces opérés à la disposition de l'Académie pour les lui faire voir toutes les fois qu'elle le désirerait, afin qu'elle pût juger les résultats consécutifs à l'opération.

Cette manière de procéder est, ce nous semble, on ne peut plus légale au point de vue scientifique, aussi fut-elle approuvée, si ce n'est par quelques hommes dont l'orgueil ne sait jamais plier même devant des faits, des faits qui intéressent si vivement la science et l'humanité.

Ils nous ont attaqué sans réserve et avec des formes peu académiques, sans comprendre que tout le poids de leurs coups retomberait lourdement sur leurs épaules. Au lieu d'aborder le point de vue scientifique, ils ont cherché à étouffer les débats et à obscurcir la question.

Ils trouvaient bon que la publicité propageât leurs opinions erronées, et ils s'offensent de ce que, désabusée aujourd'hui, la presse rétablisse, par cette publicité qu'elle leur a prêtée, la vérité dans tout son jour.

Battus sur deux chefs importants, les *accidents de l'opération* et *les succès spontanés*, ils ont changé de batterie. Dès aujourd'hui, s'ils osaient, ils diraient volontiers qu'on les calomnie, et dans quelques jours ils protesteront au besoin de leur amour pour le strabisme; ils diront qu'ils ne s'en prennent qu'au fanatisme, qu'ils veulent attendre pour juger, parce que l'un deux a eu six revers sur sept cas d'opération.

En se plaçant sur ce terrain de la chicane, nos adversaires ressemblent assez bien à ces avocats avisés, qui, pour amoindrir par le bénéfice du temps la faute de leurs clients , font sans cesse remettre la cause. Soit! nous acceptons leur défi à terme. M. Dieffenbach, qui depuis long-temps opère les strabismes , s'est chargé de répondre pour nous. Mais puisqu'ils veulent voir, voir de leurs propres yeux ; puisqu'ils refusent d'escompter le papier du célèbre et honnête chirurgien de Berlin , nous les forcerons bien de faire honneur à notre signature.

Revenons maintenant à l'opération du strabisme, dont nous allons vous rendre témoins; et comme introduction , permettez-moi de vous entretenir de cinq louches que vous avez vus dans la dernière séance.

Trois strabismes étaient convergents d'un seul œil, deux à gauche , un à droite. Le quatrième louche avait un strabisme divergent , et le cinquième un strabisme double.

Chez les trois premiers, l'opération a été aussi simple que possible; en quelques instants le redressement a été complet, et c'était un spectacle attendrissant que de voir ces pauvres louches se jeter à notre cou pour nous embrasser avec une effusion qui partait du cœur. Le quatrième a obtenu un résultat non moins prompt, non moins complet, non moins spontané; seulement, comme il peut ar-

river que le strabisme divergent devienne convergent, nous vous avions prévenu de la possibilité de ce changement, et nous suivions l'opération
avec quelque anxiété; mais nos craintes ne se sont
pas réalisées. Déja nous avons opéré six strabismes
divergents et jamais nous n'avons eu occasion de
constater la convergence consécutive. On conçoit,
du reste, la possibilité de ce phénomène pour le
cas dont il s'agit, et quand il se présente, il faut plus
tard couper le muscle droit interne. Cette particula-
rité doit toutefois n'être pas bien commune, puisque,
sur six cas, elle ne s'est pas présentée une seule fois à
notre observation.

Le cinquième opéré avait un strabisme très prononcé des deux yeux : l'œil opéré a été redressé sur-
le-champ, l'autre a subi de l'amélioration ; et si,
dans quelque temps, celle-ci ne fait pas de progrès,
il faudra opérer le deuxième œil.

Un phénomène nous a frappé après ces diverses
opérations : l'extrême mobilité de l'œil dans tous les
sens et quelquefois même du côté où le muscle a été
coupé. Nous l'expliquons en disant que les muscles droits supérieur et inférieur sont à la fois, par
leurs fibres les plus externes et internes, adducteurs
et abducteurs.

La persistance d'un certain degré de motilité
oculaire dans la direction du muscle strabique,
après la section complète, persistance que tous
ceux qui se sont occupés du strabisme avaient jusqu'à nous rapportée à l'action des deux muscles
obliques, et que, nous, nous attribuons exclusive-
ment à l'influence des muscles droits supérieur et

inférieur, est une opinion dont nous espérons bien qu'on ne nous disputera pas la priorité.

Sur cette donnée physiologique reposent, comme on le verra dans la troisième leçon, toutes les indications pratiques des cas compliqués de strabisme. Au lieu d'attribuer la persistance de ces mouvements oculaires aux fibres latérales des muscles droits supérieur et inférieur, persistance qui, dans certains cas, est tellement forte, qu'elle s'oppose au redressement de l'œil, malgré la division du muscle strabique, tous ceux qui se sont occupés du strabisme ont rapporté leurs insuccès à l'action des muscles obliques, et ils ont donné le conseil de couper ces muscles, tandis que nous coupons les muscles droits supérieur et inférieur avec un succès constant.

Nous ne sachons pas que les deux obliques aient jamais été coupés même par ceux qui l'ont conseillé, et nous croyons que c'est fort heureux, car il est pour nous indubitable que leur section aurait échoué complétement.

Pour preuve de ce que nous avançons, concernant le rôle attribué aux muscles obliques, nous allons rapporter les opinions écrites de MM. Cunier Verhaeghe et Sédillot (1).

« Dans nos deux insuccès, dit M. Cunier (2), on voit le strabisme se reproduire malgré la volonté des malades, et bien que les mouvements en sens opposé à la difformité aient été rendus possibles par l'opération. Cela parle, dira-t-on, en faveur de l'opinion des physiologistes anglais, que les muscles droits

---

(1 M. Philipps, dans son Mémoire sur le strabisme, reproduit plusieurs fois cette opinion erronée.

(2) *Loco citato,* pag. 52.

seuls sont sous l'empire de la volonté, et que les
obliques n'y obéissent point? Cela peut être; mais
cela peut s'expliquer autrement. Une figure fera

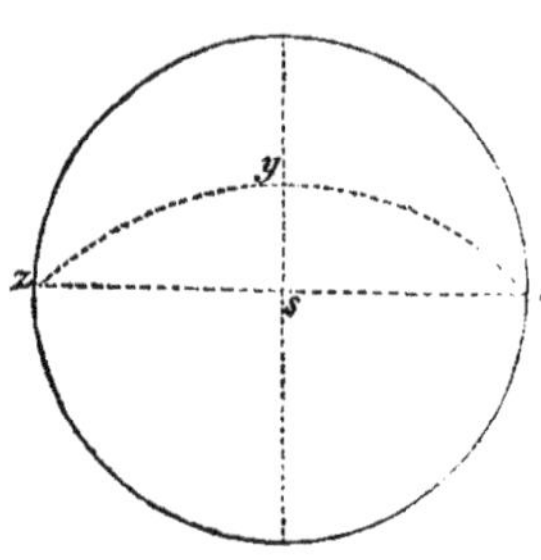

comprendre ce qui a lieu
chez le garçon de café dont
il est question (obs. IX),
et aidera à en tirer les con-
clusions les plus probables.
Soit s l'axe oculaire, qui,
dans l'état normal, est en
même temps l'axe visuel;
avant l'opération, la pupille
était contournée en dedans, en x, et ce n'est qu'a-
vec effort et en couvrant l'œil sain que l'œil dévié
pouvait porter le centre pupillaire jusqu'en son lieu
normal s, dans la direction Z; depuis que le droit
interne a été divisé, la pupille peut arriver en z,
mais elle ne peut y être maintenue, et, malgré la
volonté de l'opéré, elle est bientôt reportée en x,
en décrivant un arc de cercle $z\,y\,x$, de 50° environ,
ayant pour corde le diamètre zx. Le centre pupillaire ne repose point en x, mais à une ligne en dessous de l'horizontale $z\,x$.

» Le même phénomène est produit sur l'œil de
Mimie Jadin, avec cette seule différence que la
courbe est plus rapidement parcourue, et que la
pupille est beaucoup plus fortement tirée en bas.

» Cela n'indique-t-il pas clairement que, pour obtenir la guérison chez ces deux malades, il faudrait
aussi diviser le muscle petit oblique qui offre un
excès d'action qui est cause de la persistance de la
contorsion en dedans ?

» Et si, d'un autre côté, on se rappelle que l'action

combinée des deux obliques tire l'œil en avant et en dedans pour contre-balancer l'effet opéré par les muscles droits réunis, on en tirera cette conséquence, que, pour amener une cure complète, il ne suffirait probablement pas de diviser le petit oblique, mais que la section du grand oblique devrait aussi être pratiquée.

» Quoi qu'il en soit de cette explication, mes deux non-succès sur des individus qui m'avaient paru présenter des chances certaines de guérison attireront sans doute l'attention de quelque physiologiste sur l'importance *des muscles obliques* et sur leur rôle dans certains cas de strabisme. »

Voici l'opinion de M. Verhaeghe imprimée à la page 50 de son Mémoire :

« Immédiatement après la section du muscle droit interne, le malade peut mouvoir le globe de l'œil dans toutes les directions avec facilité, excepté vers le côté interne, l'agent de ce mouvement étant coupé ; néanmoins, quand il veut regarder en dedans, l'œil se meut légèrement ; ce mouvement a lieu par l'action simultanée des deux muscles obliques qui remplacent pour quelque temps, en partie du moins, le muscle coupé. Ceci démontre que les deux obliques sont aussi soumis à la volonté : le contraire a été avancé par un savant physiologiste anglais. »

M. Sédillot (*Gazette des Hôpitaux* du 15 septembre 1840) s'exprime ainsi qu'il suit :

« Aussitôt que le muscle que l'on cherchait à couper a été divisé, l'œil doit être immédiatement entraîné dans le sens contraire, et il n'y a d'exception à cette règle générale que pour le muscle droit interne, dont l'action adductrice est partagée par les deux muscles obliques..... Cependant l'œil ne fut pas sensiblement entraîné au-dehors, et nous eussions pu inciser immédiatement les muscles obliques; mais nous préférâmes attendre le résultat de cette première opération. »

Notre méthode opératoire n'est pas seulement remarquable sous le double point de vue de la sûreté et de la précision, elle l'est encore surtout au point de vue de l'innocuité des phénomènes qu'elle développe. Pas un seul de nos opérés (1) n'a eu besoin de sangsues ni d'un régime rigoureux; pas un seul accident, pas un seul accès de fièvre n'est survenu, et la plupart d'entre eux ont continué leurs travaux journaliers en se contentant d'un bandeau et d'une compresse d'eau froide pendant trois jours.

Cette innocuité, qu'on ne rencontre pas aussi généralement dans les autres modes opératoires, nous l'attribuons aux précautions que nous prenons pour respecter autant que possible les liens celluleux qui unissent le globe de l'œil aux parties environnantes et éviter les mâchures des tissus.

S'il est survenu parfois des ophthalmies intenses avec suppuration et fonte du tissu cellulaire, c'est, à notre avis, parce qu'on est allé chercher le muscle trop en arrière, et que le globe oculaire a été trop dénudé. Par notre méthode, nous arrivons

---

(1) Excepté le premier malade à qui nous avons fait une saignée de précaution.

directement sur le muscle ; constamment il est au fond de la petite incision conjonctivale, et le globe oculaire ne subit de dénudation que dans le point où le muscle a été coupé.

« Le traitement, après l'opération, est très simple, dit M. Verhaeghe (1) : des fomentations d'eau froide pendant les premières quarante-huit heures ; ces fomentations doivent être renouvelées très souvent, de manière à produire dans l'organe une sensation de fraîcheur. Toutes les minutes au plus, on doit mettre une autre compresse trempée dans l'eau froide ; quand on la laisse plus long-temps, elle s'échauffe bien vite, et alors elle devient nuisible. Le troisième jour, on peut échanger ces fomentations froides contre d'autres faites avec de l'eau de Goulard tiède, qu'on remplace plus tard par un simple collyre de sulfate de zinc, de pierre divine, etc. A la moindre douleur, au plus léger signe d'inflammation qui se manifeste, on doit le combattre énergiquement par les sangsues ou les saignées selon les circonstances ; car l'inflammation, facile à arrêter à son début, pourrait persister long-temps et mettre l'œil en danger, si on la négligeait au commencement, ou si on lui opposait des demi-moyens. J'ai connu à Berlin deux personnes, entre autres une comtesse, qui ont perdu l'œil de cette manière. Un jeune homme, M. Laué, Suisse de naissance, a dû tenir le lit pendant un mois ; dans cet intervalle, il a eu deux saignées générales et une cinquantaine de sangsues aux tempes ; mais il s'en est heureusement

____

(1) Verhaeghe. *Mémoire sur le strabisme*, page 50.

tiré, avec guérison parfaite de son strabisme. Dans le nombre de 280 opérations que j'ai vu faire par M. Dieffenbach, il y en a encore quelques unes où on a dû faire des saignées ou mettre des sangsues, mais cela ne prouve pas que l'opération soit dangereuse. Il y a des individus tellement prédisposés, que la moindre égratignure se complique d'accidents inflammatoires. On doit même s'étonner de la rareté de ces accidents, à tel point que je pourrais citer un chirurgien distingué qui m'a dit qu'il ne prenait aucune précaution, qu'il n'assujettissait ses malades à aucun régime, à aucun repos, et qu'il les laissait aller comme si rien n'eût été; mais n'est-ce pas pousser l'imprudence trop loin?

» Pendant les premiers jours qui suivent l'opération, il est bon d'entretenir la liberté du ventre par des sels neutres de préférence.

» On a dit que la section du muscle ne suffisant pas, il fallait encore exercer l'œil opéré, le soumettre à une gymnastique : M. Dieffenbach ne faisait rien de tout cela; convaincu que le strabisme était de nature spasmodique dans la grande majorité des cas, il nous disait que la faiblesse de l'œil louche doit être uniquement attribuée à son inactivité; qu'après la section du muscle, le globe oculaire, n'étant plus soustrait à son excitant naturel, reprendra peu à peu sa force première. »

Nous ne partageons pas ici complétement l'opinion de M. Dieffenbach; notre expérience nous a démontré qu'il faut sur-le-champ que l'œil revienne au centre de l'orbite, sous peine de n'obtenir jamais de résultat complet. Nous aussi avons eu foi dans l'orthopédie;

nous avons fait porter à nos malades des lunettes
dont le verre dépoli dans une moitié forçait l'œil à
se porter du côté opposé à la déviation. Ces moyens
sont bons comme accessoires, quand l'œil parfaitement bien délouché d'abord a plus tard de la tendance à se dévier ; mais, pour remédier à une déviation dont le scalpel n'a pu faire justice, ne comptez
pas sur l'orthopédie, vous échouerez sûrement.
Il faut, dans ces cas, couper plusieurs muscles,
comme on le verra dans la troisième leçon.

Après quinze jours, il reste quelquefois dans le
lieu correspondant à la cicatrice une granulation
rouge, de la grosseur d'un grain de groseille : quand
elle ne se flétrit pas spontanément, nous l'enlevons,
d'un coup de ciseaux, et le plus souvent sans recourir à l'érigne.

On a voulu faire jouer à cette granulation un rôle
exagéré : on a prétendu qu'en se resserrant elle for-
mait une cicatrice coarctée, et que cette cicatrice
amènerait infailliblement des récidives, si on ne se
hâtait de couper de bonne heure le bourgeon.

Ce raisonnement, plus spécieux que solide, éma-
nant d'hommes qui se disaient expérimentés, nous
a engagé à couper la granulation au bout de quelques jours de développement. Cette petite opération nous a présenté des difficultés, d'une part,
parce que la base était large, peu proéminente, et
de l'autre, parce que, se laissant aisément déchi-
rer sous l'érigne, il était difficile de la fixer.

Depuis, nous avons renoncé à cette pratique;
nous attendons que le bourgeon soit rétréci à sa
base, qu'il présente un véritable collet ou pédicule,

et d'un coup de ciseaux porté sur ce dernier nous l'enlevons avec rapidité et une facilité très grande, sans être exposé à voir surgir de nouveaux bourgeons, comme cela a eu lieu quand on le coupe trop tôt.

Les bourgeons sont d'ailleurs assez rares, à cause de la précaution que nous avons d'exciser la greffe musculaire, ainsi que les lambeaux de conjonctive avec un grand soin.

Nous n'avons pas remarqué qu'ils eussent d'influence marquée sur les récidives dont on a parlé, et, sous ce rapport, nous les croyons complétement innocents.

Encore quelques mots avant de nous quitter. Faut-il ou ne faut-il pas exciser une portion du muscle strabique ? et, avant tout, que devient ce muscle quand il a été divisé ?

M. Verhaeghe, que nous aimons à citer, parce qu'il a vu et bien vu la pratique de Dieffenbach, s'exprime, à ce sujet, dans les termes suivants (1) :

« Qu'arrive-t-il au muscle après sa section ? Beaucoup de chirurgiens pensent, et M. Dieffenbach lui-même croyait, au commencement, que le muscle coupé se rétractait, se cicatrisait avec la sclérotique en de nouveaux rapports, et que la guérison était d'autant plus certaine que le muscle s'était plus rétracté : pour mieux favoriser cette rétraction, quand il avait le muscle sur le crochet mousse, il glissait au-dessous un instrument appelé *schieber*, et détachait, dans une étendue de 2 à 3 lignes, le

---

(1) *Loco citato*, page 49.

muscle d'avec la sclérotique ; plus tard, croyant
encore mieux faire, il enleva une portion du muscle; mais il en vint bientôt à la section pure et simple, parce qu'il vit que ses pratiques compliquaient
inutilement l'opération, exposaient l'œil à des
inflammations, retardaient la guérison, et par la
dernière modification, il privait pour toujours le
malade de la faculté de mouvoir son œil en dedans.
Il arrive au muscle coupé ce qu'on voit survenir
après toute section de muscle ou de tendon dans
d'autres parties du corps : les deux bouts se réunissent au moyen d'une substance intermédiaire.
M. Stromeyer, le premier, je crois, a avancé une
autre opinion. Il a observé des cas de pied équin
très prononcé, où les muscles du mollet avaient été
rétractés de plusieurs pouces, et où la substance
intermédiaire n'avait que quelques lignes de longueur après la guérison; par conséquent l'allongement du muscle droit a dû se faire aux dépens de
sa rétraction vitale; on doit en conclure, ajoute-t-il,
que la section produit sur le muscle non seulement
une action mécanique, mais encore un effet dynamique, et que, par une interruption momentanée
dans ses fonctions, l'excès de sa contractilité est
affaiblie; de cette manière l'équilibre se trouve
rétabli entre les muscles antagonistes. On peut admettre ici l'explication de M. Stromeyer; car, dans
les cas de forte déviation où l'œil se trouve éloigné
de 4 à 5 lignes de sa position normale, il est difficile
de croire à une substance intermédiaire de cette longueur avec conservation de l'intégrité des fonctions
du muscle. La vérité se trouve ici entre les deux

opinions ; le muscle est ramené à sa longueur normale par la cessation de l'état spasmodique du
muscle et la formation de la substance intermédiaire. »

Voici ce que notre expérience nous a révélé sur
ce sujet important : Un jeune homme porteur d'un
strabisme convergent fixe et très prononcé se présente à nous. Nous coupons le muscle droit interne,
et nous n'obtenons qu'une très petite amélioration ;
nous coupons le muscle grand oblique, et l'amélioration n'est pas sensible ; nous coupons le muscle
droit supérieur, et le redressement est presque complet, il reste une déviation en bas : mais légère ; nous
coupons enfin les deux tiers internes du muscle
droit inférieur, et le globe de l'œil se place parfaitement au centre de l'orbite. Mais qu'arrive-t-il ? le
muscle droit inférieur qui n'a pas été coupé en entier, se soude rapidement, et avant que les muscles
droit interne supérieur et grand oblique aient pu se
greffer sur le globe oculaire, le droit inférieur repre-
nant sa puissance entraîne l'œil en bas et en dedans.

Vingt jours plus tard, pour remédier à cette déviation en bas et en dedans, nous coupons en
entier le muscle droit inférieur et l'œil se porte en
haut ; nous divisons l'attache du muscle droit supérieur, et nous remarquons que cette greffe est placée
sur un point plus reculé que dans l'état normal.
Après cette double section, il restait encore un
strabisme interne prononcé ; nous détruisons l'ad-
hérence comprise entre les muscles droits supérieur
et inférieur, et la déviation persiste ; nous rasons

la circonférence oculaire en arrière dans le voisinage du nerf optique, nous accrochons avec notre crochet-bistouri une corde fortement tendue ; nous nous assurons que ce n'est point le nerf optique, nous la coupons, et l'œil se redresse avec une rectitude parfaite. Nous fîmes saigner notre opéré ; il en fut quitte pour un chémosis assez prononcé dont un mois plus tard il ne restait plus de trace.

Dans ce cas, il n'est pas douteux que le muscle qui avait été divisé avait pris sur le globe oculaire une forte insertion dans le voisinage du nerf optique ; ses fibres ne s'étaient point allongées, comme on pense que cela a lieu ordinairement, pour se réunir et s'enter sur l'ancienne greffe oculaire.

Tous les cas ressemblent-ils à ce dernier ? Nous le pensons, à moins que le muscle n'ait point été coupé totalement. C'est ainsi qu'ayant opéré des louches que MM. Velpeau et Phillips avaient déjà soumis sans succès à leur scalpel, nous avons retrouvé le muscle strabique rétabli dans sa continuité et greffé à son lieu d'insertion normal. Afin qu'on ne puisse douter de notre assertion, nous allons citer le nom et la demeure de quelques uns de ces opérés.

Pierre Rhiom, porteur d'eau, rue des Mauvais-Garçons, 7, avait été opéré par M. Velpeau, sans succès. Nous avons trouvé intact le muscle droit interne ; nous l'avons coupé devant plus de trente médecins qui étaient présents à notre séance, et le redressement s'est opéré spontanément. L'opération a eu lieu le 2 février 1841, et le succès ne se dément pas.

Mademoiselle Éléonore Fauvelle, rue de la Bien-faisance, 19, avait été opérée sans succès par M. Phillips. Nous l'avons opérée dans notre séance du 14 février 1841, et il nous a suffi de couper le muscle droit interne, dont une portion avait échappé à l'opérateur, pour obtenir un redresse-ment définitif.

Mademoiselle Adèle Kugler, vingt et un ans, opérée depuis un mois sans succès par M. Phillips, a été opérée par nous dans notre séance du 23 fé-vrier 1841, et la section du muscle droit interne a également suffi pour obtenir un redressement spon-tané et définitif. Mademoiselle Kugler demeure rue des Saints-Pères, 43.

Mademoiselle Crette, demoiselle de comptoir, rue de La Harpe, 57, a été opérée sans succès le 27 jan-vier 1841 par M. Phillips. Elle avait un strabisme divergent qui n'a cédé qu'à la section des muscles droit interne, droit supérieur et petit oblique; nous l'avons opérée dans notre séance du 5 mars 1841. Chez cette demoiselle, nous avons pu constater d'une manière bien positive, que le muscle droit externe, totalement coupé, avait contracté des adhérences sur le globe oculaire, trois lignes plus en arrière que dans l'état normal, tout près du muscle petit oblique; et comme M. Phillips ne coupe jamais, dans les cas dont il s'agit, qu'un seul muscle, ce re-vers n'est pas étonnant; mais comment expliquer les deux autres? Voilà qui est plus inconcevable. Notre pratique nous offre une foule d'autres faits analo-gues; mais comme nous ne voulons jamais prendre l'initiative dans l'attaque, nous tairons le nom des autres confrères. Quant à MM. Velpeau et Phillips, nous avons dû les nommer, ne fût-ce que pour donner plus de poids au fait scientifique dont nous venons d'examiner la portée. Comme on le voit, nous partageons complétement l'opinion première de M. Dieffenbach; comme lui, nous croyons que le muscle coupé se rétracte et se cicatrise avec la sclérotique dans de nouveaux rapports, et comme nous le disions le 9 janvier 1841 dans la *Gazette des Hôpitaux* : « Le muscle se soude avec les liens celluleux qui l'entourent; ces liens celluleux, dont l'atmosphère embrasse le globe oculaire, servent d'intermédiaire entre l'un et l'autre, s'organisent en un tendon aponévrotique, et rétablissent la puissance du muscle coupé. »

Quand après l'opération on retrouve la corde musculaire intacte, conservant son insertion normale sur le globe oculaire, c'est que la section a été incomplète. Il suffit qu'une bride charnue ou aponévrotique ait échappé aux recherches de l'opérateur pour amener une récidive, et jusqu'ici ce n'est que dans le cas de récidive que nous avons retrouvé greffé sur la sclérotique, à son insertion normale, le muscle qu'on croyait avoir intégralement coupé. A l'aide de ces préliminaires, la question de l'excision d'une portion du muscle devient d'une solution plus facile au point de vue thérapeutique.

On doit l'envisager sous plusieurs faces. Ceux qui ont vu opérer M. Phillips savent qu'il excise une assez grande portion du muscle strabique, afin, dit-il, de prévenir plus sûrement les récidives. Ces excisions, si elles étaient toujours bien faites, devraient en effet mettre sûrement à l'abri des récidives; mais il suffit que le muscle et sa gaîne soient coupés intégralement pour n'avoir pas à redouter ces dernières. Ainsi donc, sous ce rapport, l'excision musculaire est encore tout au moins inutile. Nous avons vu plus haut que M. Dieffenbach a renoncé à enlever un portion du muscle parce qu'il a remarqué que cette pratique compliquait inutilement l'opération, exposait l'œil à des inflammations, retardait la guérison, *et privait pour toujours le malade de la faculté de mouvoir son œil en dedans.* C'est M. Verhaeghe, qui parle au nom de son maitre M. Dieffenbach; et attendu que sur ce point comme sur tant d'autres nous partageons complétement l'opinion de ce grand maître, nous nous garderons bien de suivre les errements de M. Phillips.

De tout temps nous nous sommes efforcé de couper le muscle strabique le plus près possible de son insertion oculaire pour lui laisser le plus possible de longueur, dans l'intérêt de sa motilité, et comme nous sommes convaincu qu'une fois sa section bien faite, il ne viendra pas se greffer sur le même point du globe de l'œil, nous excisons avec soin toute la portion tendineuse restée sur ce globe, parce que nous avons remarqué que cette greffe devient le siége de bourgeons les plus tenaces et les plus rebelles. Depuis que nous nettoyons scrupuleusement la sclérotique, en la débarrassant de cette insertion et de quelques portions flottantes de conjonctive, nous ne voyons guère survenir de bourgeons qu'une fois sur quatre à cinq opérations. Cette dissection de la sclérotique est encore importante, parce que désormais, par suite du redressement de l'œil, elle doit regarder le jour.

Il nous resterait à vous tracer l'histoire complète de quelques louches, en prenant cette infirmité à sa naissance pour la suivre dans les diverses phases de son développement, afin de faire comprendre tous les phénomènes avant, pendant et après l'opération du strabisme. Tracer l'historique d'un louche, c'est pour ainsi dire raconter ce qui est commun à presque tous, quand il n'y a pas de complication. Peu importe dès lors de puiser ce fait dans notre pratique ou dans celle d'autrui. M. le docteur Verhaeghe déjà souvent cité, a été opéré par M. Dieffenbach; il raconte ce qui lui est propre avec des détails fort intéressants, et nous avons pensé qu'on l'écouterait avec intérêt (1).

« Mon strabisme, dit ce chirurgien, reconnaissait pour cause l'habitude, ce qu'on rencontre bien souvent. J'ai commencé à loucher à l'âge de dix à douze ans environ, mais je ne le faisais pas d'une manière continue, ce n'était que par moments, quand je fixais attentivement un objet. J'avais alors la conscience que mon œil se déviait, les images s'embrouillaient, devenaient doubles; en clignant des yeux tout redevenait clair et net. Vers l'âge de dix-neuf à vingt ans, un travail assidu a beaucoup fatigué mes yeux; je suis devenu myope : dès ce moment l'œil droit prit une position déviée permanente. Celui-ci était beaucoup plus faible que l'autre. Je pouvais lire et écrire sans lunettes ; alors les axes

____

(1) *Loco citato*, page 62.

visuels se mettaient en parallélisme; mais je devais
tellement rapprocher la figure du livre, que j'étais
tout-à-fait penché sur ma table d'études, ce qui m'a
souvent beaucoup fatigué la poitrine. La distance
à laquelle je pouvais voir distinctement et sans loucher, était à peu près un demi-pied; quand j'aug-
mentais cette distance, je devais faire des efforts
pour voir, à cause de ma myopie; l'œil droit se
tournait en dedans, les objets se brouillaient et je
voyais double. La double image qui se détachait
de l'objet de droite à gauche était plus faible, mais
gênait plus ou moins ma vision et m'était incom-
mode. En fermant l'œil gauche, le droit prenait sa
direction normale, pour reprendre sa mauvais epo-
sition aussitôt que je laissais les deux yeux à découvert. Lorsque je regardais à quelque distance, je
pouvais par une expérience facile m'assurer que je
ne voyais que d'un seul œil, que l'autre était perdu
pour la vision. Quand je fermais, par exemple, mon
œil dévié, rien ne changeait à mon point de vue,
je voyais tout dans la même direction, tout restait
comme si je regardais des deux yeux; il n'y avait
que la faible image double qui disparaissait. Quand,
au contraire, je fermais l'œil gauche en laissant le
droit à découvert, il se mettait dans une direction
normale, comme je l'ai déjà dit; mais tout ce que
je voyais se dirigeait un peu à gauche, tous les
objets me paraissaient plus éblouissants; j'avais la
même sensation, en un mot, que celui qui tient les
yeux fermés pendant quelque temps, et regarde tout-
à-coup des objets éclairés par le soleil. Dans cet état,
quand je voulais me diriger vers un but, je déviais

toujours à droite, ce qui ne durait cependant pas
long-temps; un peu d'exercice et ma volonté faisaient bientôt disparaître cette erreur. On voit par
là que la partie de la rétine sur laquelle les rayons
lumineux tombaient dans cette expérience, était
dans un état continuel d'inactivité.

« L'opération eut lieu le 21 mars 1840 ; le traitement fut simple, la guérison rapide. L'œil opéré
n'étant plus soustrait à son excitant naturel, gagna
en force; ma vue s'améliora considérablement. J'ai
cru pendant quelque temps que mon strabisme al-
lait se reproduire, l'œil avait de la tendance à se dévier de nouveau; dès lors j'ai commencé à l'exercer
seul ; je faisais fréquemment des promenades à l'air
libre en tenant l'œil gauche fermé. J'ai suspendu
tout travail, toute lecture assidue pendant un temps
assez long. Ma vue s'est promptement améliorée. Il
y a maintenant neuf mois depuis l'opération; il y a
six mois que j'ai recommencé mes études ordinaires,
et mes yeux sont dans un état où j'espère qu'ils
persisteront toujours. Les axes visuels sont dans un
parallélisme parfait, par conséquent la double image
a disparu. Le changement le plus considérable, le
plus important pour moi se fait sentir quand je ne
mets pas de lunettes, et quand je regarde à la distance de quelques pieds; mon regard est beaucoup
plus assuré, les objets me sont présentés d'une manière plus claire, plus distincte. Cela se conçoit facilement : les deux yeux me servent maintenant à
la vision, et les axes visuels ne se croisent plus. La
distance à laquelle je puis facilement lire et écrire
est doublée; je ne suis donc plus obligé d'être penché

et de me comprimer la poitrine contre la table, ce qui m'est d'un avantage incalculable. Les deux yeux sont maintenant d'une force égale ; quand je ferme l'œil gauche, les objets ne changent plus de direction comme avant l'opération. Ma myopie me reste toujours, mais elle est moindre. J'ai pu échanger le n° 10 que je portais antérieurement, contre le n° 14, et je vois aussi bien avec ces verres qu'avec les premiers. Indépendamment de ces avantages, M. Dieffenbach en m'opérant m'a rendu un service immense en ma qualité de chirurgien : d'abord mon strabisme n'est plus une prévention contre moi de la part du public, ensuite j'ai le regard beaucoup plus sûr et je vois à une plus grande distance pour opérer moi-même. Je dois cependant à la vérité de dire, que quand je regarde à droite, ma vue s'embrouille, les axes visuels se croisent légèrement et je vois double ; mais j'ai pris l'habitude pour éviter cet inconvénient, de tourner plus tôt la tête quand je veux regarder dans cette direction. Je me trouve très bien de cette précaution, et je m'aperçois que tous les jours ma vue s'améliore sous ce rapport. Ceci provient de ce que l'œil gauche non opéré, qui était aussi légèrement dévié, et qui depuis l'opération a pris une position droite, se porte dans ce mouvement un peu plus vers l'angle interne qu'il ne devrait le faire. »

Un phénomène non moins remarquable que le redressement spontané du globe de l'œil immédiatement après l'opération du strabisme, c'est l'amélioration notable et également spontanée de la vue.

Nous vous l'avons dit : les louches ne voient réel-

lement que d'un seul œil. Pour voir de l'œil strabique, il faut qu'ils ferment la paupière de l'œil sain,
et à cette condition seulement, en redressant un
peu l'œil strabique, ils exercent la vue de ce côté et
encore très imparfaitement.

Quand l'œil est redressé, ils obtiennent des deux
côtés le résultat qu'ils n'avaient qu'en fermant l'œil
sain; et comme en réalité ils n'avaient jamais vu
des deux yeux à la fois, ils témoignent un étonnement dont ils ne se rendent pas bien compte d'abord,
mais dont l'épanouissement de leur physionomie et
la joie qu'ils témoignent fait bien augurer. Beaucoup s'écrient : C'est étrange ! mais comme je vois
mieux !...

Les louches sont presque toujours myopes du côté
affecté, et la myopie cesse après l'opération, la vue
devient longue de courte qu'elle était.

Le strabisme aura donc résolu une question physiologique qui avait pour ainsi dire été abandonnée
après bien des controverses, à savoir, l'influence sur
le globe oculaire de son appareil musculaire. On sait
que, comparant le globe oculaire à une lunette de
spectacle, on a dit que le globe de l'œil pouvait,
comme celle-ci, s'allonger et se raccourcir sous
l'empire des muscles oculaires. Les quatre muscles
droits, en tenant l'œil au centre de l'orbite et agis-
sant seuls, diminueraient son diamètre antéro-pos-
térieur, tandis que les deux obliques leurs antagonistes, tirant l'œil en avant, agrandiraient le même
diamètre, et, selon le degré de puissance des uns et
des autres, il y aurait myopie ou presbytie. Or, la
section de l'un des muscles droits, faisant disparaî-

tre la myopie après le strabisme, ouvre un nouveau et vaste champ à la physiologie oculaire et à la thérapeutique de la myopie considérée en dehors du strabisme.

L'opération du strabisme a ses détracteurs et ses partisans : nous sommes de ces derniers sans arrière-pensée et par conviction ; et, croyez-le bien, notre enjeu est trop lourd, et nous n'irions pas jouer légèrement un labeur de vingt années de travaux scientifiques, une haute position dans la chirurgie militaire, la confiance dont nous honore le second fils du roi, tout notre avenir en un mot, contre un mensonge.

LEÇON PUBLIÉE LE 13 MARS 1841.

A l'époque où les deux leçons précédentes ont été publiées, l'opération du strabisme n'était pas comme aujourd'hui franchement acceptée ; il y avait encore à lutter pour faire naturaliser en France cette découverte venue de l'Allemagne.

On se souvient que, le premier, nous avons présenté à l'Académie de médecine des louches opérés avec succès de leur infirmité, et on sait avec quelle chaleur deux chirurgiens se prononcèrent pour ainsi dire à *priori* contre cette opération.

Aujourd'hui que cette lutte est passée, nous resterons pour n'en plus sortir sur le terrain de la pratique. Vous nous avez vu plus d'une fois opérer de suite et dans une seule séance trente à trente-cinq louches ; il n'y a pas de jour que nous n'en opérions pour le moins une douzaine, et le chiffre des personnes que nous avons soumises à cette opération, est aujourd'hui 12 mars, de près de *sept cents.*

Notre pratique a dû nous conduire à des résultats importants, et c'est de ces résultats que nous voulons vous entretenir dans cette séance.

Et d'abord une réflexion aura saisi sans doute comme nous la plupart des hommes dévoués à la science. Le strabisme occupe une large place dans la presse médicale ; on en parle, pour ainsi dire, sans discontinuer ; la description de procédés opératoires nouveaux ou modifiés ne manque pas : chaque opérateur a son instrument particulier, et l'arsenal instrumental est quelque chose de prodigieux. Les raisonnements théoriques ne font pas non plus défaut ; mais, avouons-le, on n'a encore examiné que la superficie de cette importante question, les données pratiques manquent essentiellement. On sait bien que, dans le strabisme interne, il faut couper le muscle droit interne ; que dans le strabisme externe, c'est le muscle droit externe qu'il faut diviser ; on dit bien encore que quelques opérateurs coupent parfois d'autres muscles ; que nous-même avons divisé de suite jusqu'à quatre muscles sur un seul globe oculaire ; mais dans quelles circonstances faut-il imiter notre conduite ? Ceux qui suivent notre pratique le savent sans doute, mais ces notions ne sont réservées qu'à un petit nombre de chirurgiens, bien que nous accueillions tous nos confrères avec empressement. C'est donc pour ceux qui n'ont pu assister à nos leçons pratiques que nous traçons les lignes qui suivent.

Comment faut-il faire l'examen du regard d'une personne qui louche ?

Pour procéder à cet examen, il faut étudier d'abord de près l'organe visuel, afin de bien s'assurer qu'il n'existe pas de complications, telles que taies, cataractes, amauroses, etc., et se placer ensuite à quatre pas de distance pour éviter de faire loucher simultanément les yeux, ce qui a lieu quand on est trop près du strabique. Une fois bien en face de ce dernier, le chirurgien élève son indicateur de la main droite en le plaçant dans la direction du nez de la personne qu'il examine, et il lui recommande de bien fixer ce doigt. Dans ce moment, l'œil dévié se dessine fortement, et l'œil sain fonctionnant seul forme un contraste frappant par sa rectitude.

Voilà pour le cas le plus simple, quand le strabique ne louche que d'un œil.

Quand la déviation oculaire est double, il est également facile de s'en convaincre : mais comme, dans ce cas, elle est toujours beaucoup plus prononcée d'un côté que de l'autre et que le côté le plus dévié a seul fixé l'attention du louche et des siens, il importe essentiellement, avant l'opération, si l'on ne doit opérer qu'un seul œil, de lui faire remarquer sa double loucherie, parce que, si légère qu'elle soit, la déviation devient parfois saisissante du moment que le côté le plus strabique a cessé d'être dévié et a pris une rectitude parfaite.

Faute d'avoir fait ses réserves, l'opérateur devra s'attendre à un correctif à la joie de l'opéré, qui ne manquera pas de lui dire : « Maintenant je louche de l'autre œil ; se portera-t-il tout à fait en dedans comme l'autre ? j'en ai bien peur. Si j'avais su cela, je ne me serais pas fait opérer. » C'est un moyen commode de payer sa dette de reconnaissance, e dans son intérêt comme dans celui de la science, l'opérateur devra éviter cet écueil.

Quand la loucherie est double, quand l'œil le plus dévié a été seul opéré, le côté non opéré éprouve souvent une amélioration sympathique et spontanée; et avec le temps, deux mois environ, cette amélioration gagne tellement, que c'est à peine s'il en reste un léger faux trait, qui constitue, comme on le sait, le regard à la Montmorency.

Nons avons des centaines de faits à l'appui de cette assertion.

M. A...., aide-de-camp du maréchal Soult, est bien connu dans monde. On sait qu'il louchait très fort des deux yeux, dont la prunelle se portait en dedans; nous n'avons opéré que le côté droit. La rectitude de ce dernier a été spontanément absolue; il est resté une légère déviation du côté opposé. Nous avions l'intention de l'opérer également, et nous y avons renoncé parce qu'aujourd'hui elle est à peine sensible.

Une question se présente ici : *Quand la louche-rie est double, faut-il quelquefois opérer les deux yeux, et, dans le cas de l'affirmative, faut-il ou non opérer les deux côtés dans la même séance?*

Voici notre règle de conduite :

Nous commençons par déloucher l'œil le plus dé-vié; et quand, après cette première opération, le côté le moins strabique a subi assez d'amélioration pour que sa loucherie, devenue très légère, nous fasse espérer qu'avec le temps elle pourra dispa-raître presque entièrement, nous nous en tenons là. Une fois sur vingt-cinq tout au plus, il nous arrive d'être forcé d'opérer des deux côtés.

Ce n'est point que nous redoutions les dangers d'une deuxième opération. Nous savons par expérience qu'elle n'enlève pour ainsi dire rien à l'innocuité de la première; nous savons encore que, si nous ne consultions que la coquetterie de certains louches et notre désir d'obtenir un résultat plus complet, la rectitude spontanée et absolue du regard, nous aurions souvent lieu de faire une double opération. Nous nous en abstenons par devoir et par sentiment de moralité.

Quel est, en effet, le but de l'opération du strabisme? de rendre au regard sa rectitude, de manière que les deux yeux puissent fonctionner avec harmonie et se porter tous deux ensemble sur l'objet qu'on veut voir. Or, cette opération n'a pas pour mission un simple rôle de coquetterie, comme beaucoup de monde le pense. Le louche a perdu la puissance du regard; il a toujours l'air distrait alors qu'il parle sérieusement, et quand il ne peut pas toucher du doigt la personne à laquelle il parle, pour peu que celle-ci soit à deux pas de lui, c'est le voisin qui répond. Pour un avocat qui s'adresse à un auditoire nombreux, pour un officier qui doit parler au soldat placé dans les rangs, et par conséquent à une certaine distance de lui, cette infirmité est un vrai martyre; elle nuit singulièrement à leur profession. Le faux trait qui subsiste par la légère déviation de l'œil non opéré n'ôte rien à l'harmonie du regard : les deux yeux agissent ensemble avec tant d'accord que, si l'opéré place devant lui deux doigts de l'une de ses mains, et fixe l'un des doigts alternativement, les assistants pourront lui dire à coup sûr quel est le doigt sur lequel son regard s'arrête. Cette démonstration prouve jusqu'à l'évidence que la loucherie n'existe plus. En second lieu, l'œil le plus dévié ne voit le plus souvent que fort peu et fort mal, tandis que la vue n'a pas souffert du côté opposé, quand même il existe une légère déviation. On ne saurait dès lors blâmer le chirurgien d'opérer le côté le plus dévié, aujourd'hui qu'il est constant que l'œil opéré recouvrera sa puissance d'optique, tandis qu'on pourrait l'accuser de faire une opération de complaisance, s'il opérait le côté opposé dont la vue n'a pas souffert.

Ainsi donc, le faux trait n'ôte rien à la puissance du regard; il s'annule souvent, ainsi que nous l'avons dit, avec le temps, et nous croyons qu'il ne saurait autoriser un chirurgien consciencieux à entreprendre une opération dans un but de puérile coquetterie, quand il n'existe que légèrement.

Dans des circonstances tout exceptionnelles et fort rares, quand la loucherie est double et très prononcée sur les deux yeux, quand l'opération, d'un côté, a donné fort peu d'amélioration sur le côté opposé; quand enfin il y a lieu de peu compter sur le bénéfice du temps, et qu'une opération paraît indiquée sur le second œil, faut-il opérer de suite ou à une époque plus reculée?

Encore une fois, si l'on ne consultait que l'empressement de l'opéré, qui a hâte d'avoir les deux yeux droits, il faudrait faire de suite la deuxième opération. Pour nous, nous engageons nos clients à calmer leur impatience, à attendre au moins un ou deux jours, parce que, passé ce délai, il n'est pas très rare de voir survenir une amélioration qui n'avait pas eu lieu spontanément à cause d'un état spasmodique de l'appareil musculaire de l'orbite, et dès lors la deuxième opération devient inutile ; mais quand le désir d'être opéré des deux yeux dans la même séance est, de la part du strabique, tellement exalté qu'il veut à tout prix être opéré immédiatement, nous l'opérons. Cette exaltation est réelle, et souvent elle ne cesse que du moment où la deuxième épreuve a placé les deux yeux parfaitement droits.

Dans certains cas de strabisme très prononcé, quand l'œil dévié reste immobile et comme s'il était fixé par un clou ; dans ces déviations où la section d'un seul muscle vient échouer, et dont ne parvient à triompher qu'une section musculaire multiple, et avant que nous eussions eu recours à cette ressource toute-puissante, nous avons plusieurs fois, dans la même séance, opéré les deux yeux coup sur coup, parce que nous remarquions que, en fermant l'œil non opéré, le côté qui venait de l'être par la section d'un seul muscle, le droit interne, se portait plus aisément vers le centre de l'orbite, tandis qu'à son tour l'autre œil louchait sensiblement, ce dont on pouvait se convaincre en soulevant vivement la paupière supérieure. Cette double opération donnait un peu d'amélioration, et on le conçoit : l'œil non strabique, après avoir été opéré, ne peut plus se porter en dedans, tous les efforts volontaires pour reporter le côté strabique vers le centre de l'orbite aboutissent nécessairement à ce dernier, et on obtient un peu d'amélioration ; mais cette amélioration est insuffisante, quand le strabisme est très prononcé : la section musculaire multiple sur l'œil strabique peut seule en faire justice. Nous avons renoncé à cette double opération, pour n'y recourir que dans des cas exceptionnels, alors, par exemple, que la section d'un muscle est insuffisante, et que la section de trois ou quatre muscles paraîtrait exagérée.

Nous avons essayé, dans ces cas mixtes, la section musculaire partielle. Ainsi, dans des strabismes internes résistant à la division du muscle droit interne, nous ne coupions que les deux tiers des muscles droits supérieur et droit inférieur. Cet expédient nous a paru n'avoir que peu ou point de valeur pratique ; nous n'avons réellement obtenu de bons résultats qu'en coupant les muscles en entier, et nous avons renoncé, au moins comme méthode générale, à leur section partielle.

Si maintenant l'on nous demande quelle est l'époque la plus favorable pour entreprendre l'opération du second œil, nous répondrons que, au point de vue de la motilité et du redressement du globe oculaire, nous repoussons le précepte d'opérer les deux yeux dans la même séance. Il faut attendre au moins six jours, afin que le muscle coupé ait repris une nouvelle et forte greffe ; un mois même serait souvent préférable. En effet, la liberté des mouvements oculaires n'est pas tout-à-fait la même, selon qu'on opère le second œil à une époque plus ou moins éloignée du premier. On sait que, pendant les premiers jours qui suivent la section du muscle droit interne, par exemple, le globe de l'œil ne peut se porter dans l'angle interne de l'orbite que très imparfaitement, et que les mouvements ne reprennent bien leur liberté que du moment où la cicatrice a perdu son induration, parce que cette induration agit comme corps étranger, comme un véritable coin. Or, cette induration peut persister quelquefois pendant un mois ou six semaines.

De plus, quand elle a disparu, et que le muscle coupé a pris une forte greffe sur un point du globe oculaire plus rapproché du nerf optique qu'il ne l'était auparavant, par cela même que l'attache musculaire s'est éloignée de la circonférence de l'œil, le muscle a moins de puissance sur le globe, et celui-ci a perdu pour toujours un peu de sa rotation en dedans. Cette perte de mouvement contribue certainement à donner aux personnes opérées du strabisme un cachet particulier à peine apparent quand il n'existe que d'un seul côté, mais assez sensible quand on a opéré les deux yeux. Cette considération nous engage à n'opérer les deux côtés qu'après mûre réflexion et à attendre que le premier œil délouché ait recouvré à peu près toute la liberté de ses mouvements avant que d'opérer l'œil opposé; sans quoi, quand la double opération a été faite dans la même séance, le regard conserve, par le défaut de rotation en dedans, une fixité disgracieuse qui disparaît plus difficilement que dans le cas où les opérations ont été faites à deux mois de distance, parce qu'alors l'œil sain a pu entraîner par sympathie l'œil opéré en dedans, et rendre la liberté presque absolue des mouvements du muscle qui avait été divisé. Une autre considération plus importante encore doit engager à ne pas opérer les deux yeux dans la même séance. Il arrive quelquefois que l'œil délouché se porte trop du côté opposé à la loucherie. Cet inconvénient est léger quand on n'a opéré qu'un seul œil, et il disparaît en disant à l'opéré de porter l'œil non opéré dans l'angle orbitaire, afin que l'autre soit ramené dans le milieu de l'orbite ; on serait privé de cette ressource si les deux yeux avaient été opérés, et on pourrait redouter pour l'un des deux une loucherie opposée à la première.

Ainsi donc, à part l'amélioration que le temps peut apporter dans l'œil non opéré, il y a encore avantage à remettre la deuxième épreuve à un ou deux mois de date, dans l'intérêt de la motilité du globe oculaire et de sa rectitude.

Dans l'une de nos leçons sur le strabisme, publiée dans le n° du 9 janvier de la *Gazette des Hôpitaux*, nous avions dit, contrairement à l'opinion reçue, qu'il ne faut, en règle générale, n'opérer jamais qu'un seul œil, parce que le plus souvent le second ne louche que par sympathie. Notre expérience, loin de restreindre notre jugement, n'a fait que lui donner plus de poids et de confirmation.

Est-il toujours facile de reconnaître l'œil qui louche par maladie d'avec celui qui ne louche que par sympathie ?

Cette distinction présente quelquefois de très grandes difficultés que nous allons essayer de lever.

L'œil strabique pathologiquement est toujours le plus dévié des deux, et sa vision est plus faible. Quand ces deux caractères existent bien tranchés, comme cela a presque toujours lieu, il ne saurait y avoir de doutes. Il n'en est pas toujours ainsi.

Quelquefois la loucherie est double en ce sens que l'un des yeux peut loucher aussi bien que l'autre ; mais il n'y en a jamais qu'un seul qui est dévié à la fois. Tantôt c'est le droit, tantôt le gauche, et *vice versâ*. Ici il est souvent extrêmement difficile de reconnaître le côté pathologique. Ces deux caractères, déviation et affaiblissement de la vue, deviennent à peu près négatifs, parce que, d'une part, la déviation est souvent aussi prononcée d'un côté que de l'autre ; dans ce genre de loucherie, la vue est ordinairement à peu près également bonne des deux côtés. Ici l'opérateur n'a pour guide que des nuances des deux grands signes précités. Il faut étudier le strabique avec un soin tout particulier ; lui faire examiner des objets de couleur et de dimensions variées à des distances qui varient également, tantôt avec un œil, tantôt avec l'autre. Nous avons des louches que nous avons soumis à cet examen pendant plusieurs jours de suite, et toujours nous avons fini par reconnaître que l'un des deux yeux était plus faible que l'autre. Nous avons opéré le plus faible, et toujours nous avons vu la loucherie sympathique du côté opposé disparaître par cette seule opération.

Un autre signe encore important pour reconnaître le côté strabique pathologique, consiste dans la dilatation plus grande de la pupille. Toutefois, ce signe n'est pas constant, et alors même qu'il existe, sa valeur n'est pas toujours incontestable.

Nous avons vu plusieurs fois, dans des cas de strabisme simple convergent d'un seul côté, la dilatation pupillaire plus grande précisément dans l'œil non dévié, et tout récemment, dans un cas fort embarrassant de loucherie double à volonté d'un côté ou de l'autre, on m'engageait à opérer l'œil droit précisément à cause de sa plus grande dilatation pupillaire ; mais ayant remarqué qu'en fixant le regard sur des objets qui exigeaient de la part du strabique une grande attention, sur cinq fois, c'était l'œil gauche qui louchait quatre fois ; d'après ce simple indice, répété plusieurs jours de suite, nous nous sommes convaincu que l'œil droit était le meilleur et le plus fort des deux yeux ; nous avons opéré l'œil gauche, et la loucherie a disparu des deux côtés.

Le signe le plus certain à notre avis pour reconnaître le côté pathologique, c'est la faiblesse de la vue, plus grande dans ce dernier que dans l'autre. Pour constater cet état, nous séparons la face en deux parties en plaçant sur la ligne médiane une cloison ; puis, faisant alternativement lire d'un côté et de l'autre, au grand étonnement des louches, qui souvent ignorent qu'ils ont la vue faible d'un côté, on ne tarde pas à découvrir ce côté faible.

Pendant ces épreuves, il faut laisser les yeux ouverts, sans baisser la paupière de l'un des deux, sans quoi on amènerait le redressement de l'œil strabique et les épreuves n'auraient plus la même portée.

Quand on a reconnu, à ne plus en douter, le côté strabique par maladie, il importe de constater le degré de la loucherie.

Pour arriver à cette connaissance, fermez la paupière de l'œil sain, afin de déloucher momentanément le côté opposé. Recommandez au louche, si son strabisme est convergent, de porter le plus possible l'œil en dehors, et de le ramener au contraire, autant que faire se peut, en dedans, si la loucherie est divergente. Pendant ces épreuves, si le globe de l'œil se porte avec aisance et sans efforts dans les angles orbitaires, le cas est simple, et vous avez gros à parier que la section entière et simple du muscle droit interne ou droit externe amènera un redressement absolu.

Quand, au contraire, le globe oculaire strabique ne peut être délouché que fort incomplétement et qu'après de grands efforts, vous avez gros à parier que la section des muscles interne ou externe sera insuffisante et n'amènera qu'une légère amélioration.

Dans ce cas, le globe de l'œil, fortement attaché en dedans ou en dehors, a subi une légère déformation ; la corde strabique, en faisant effort sur sa partie centrale, a fait bomber celle-ci et occasionné un léger aplatissement à ses deux pôles, aplatissement dont l'obliquité regarde la puissance strabique. Il en est résulté une déviation musculaire, et les muscles droits supérieur et inférieur sont devenus congénères du muscle rétracté.

On conçoit dès lors l'insuffisance de la division du seul muscle strabique et la nécessité de couper de plus, dans ces circonstances rares, les muscles droits supérieur, inférieur et grand oblique, si la déviation est en dedans ; petit oblique, si elle est en dehors.

Enfin il peut arriver, et ce cas est excessivement rare, il peut arriver, disons-nous, que l'œil strabique conserve une immobilité absolue ; que la pupille, presque complétement cachée dans l'un des angles orbitaires, ne puisse être ramenée, même d'une ligne, vers le centre de l'orbite ; dans ce cas, les muscles opposés d'action aux muscles strabiques sont atrophiés, privés de tout ressort, et alors même que les muscles strabiques ont été coupés au nombre de quatre, le croirait-on ? le globe oculaire ne reprend pas de lui-même sa position au centre de l'orbite, il faut l'y ramener par des moyens orthopédiques dont nous parlerons plus bas.

Nous avons dit à dessein *gros à parier*, parce qu'en effet il n'y a ici encore rien d'absolu. Il peut arriver, rarement sans doute, mais enfin il peut arriver que l'œil strabique, qui ne se redresse que partiellement, soit complétement délouché par la section d'un seul muscle, pourvu qu'on ait eu soin de largement débrider sur les angles de ce dernier; tandis que dans des circonstances différentes, quand le strabisme paraît assez simple, quand l'œil dévié se porte assez aisément en dedans ou en dehors en fermant la paupière du côté opposé, on n'obtient par la même opération, qui *à priori* semblait devoir être suffisante, qu'un redressement incomplet et dont le complément exige la section d'autres muscles. On comprend, en effet, qu'il existe une foule de nuances et de degrés dans la loucherie, et nécessairement il se trouve un moyen terme où la section simple du muscle strabique paraît insuffisante, tandis que celle des muscles droit supérieur et inférieur semble au premier abord une exagération.

Voilà des écueils qu'il est plus facile d'indiquer que de dire comment on pourra sûrement les éviter; ce n'est que par la pratique et par l'expérience que souvent il est possible de saisir les nuances d'après lesquelles on devra se guider avec certitude.

De cet exposé il résulte qu'en thèse générale on ne doit pas procéder sans désemparer à la section de plusieurs muscles; mais qu'après avoir coupé le droit interne, si le strabisme est convergent, il faut, avant que d'aller plus loin, étudier les résultats obtenus, en ôtant les élévateurs, puis procéder à la section des autres muscles selon les indications. Avant que d'en venir là, nous ne saurions trop recommander encore une fois de vérifier avec un soin bien scrupuleux la première opération, afin de se convaincre que la corde strabique a été coupée en totalité, et que pas une seule fibre soit musculaire, soit aponévrotique, n'a échappé au scalpel. Que de fois nous avons reconnu qu'une simple bride aponévrotique, grosse comme un cheveu, et dont la couleur blanche la faisait échapper à la vue, retenait seule encore l'œil dévié !

Nous voici arrivé à la question de la section de plusieurs muscles du globe oculaire, et, en procédant du simple au composé, nous examinerons successivement dans quelles circonstances il faut couper deux, trois ou quatre muscles. Et d'abord deux muscles.

Quand le globe oculaire se porte en dedans et fortement en haut, nous coupons sans désemparer le muscle droit interne et le grand oblique. Nous disons *fortement*, parce qu'en effet quand l'obliquité est légère, la section du droit interne étant presque toujours suffisante, nous nous bornons à celle-ci, et ce n'est qu'un instant après, lorsque nous avons examiné le résultat de l'opération, que nous procédons à la division du grand oblique, quand l'œil reste légèrement dévié obliquement en dedans et en haut.

Cette section du grand oblique est d'une exécution très facile par notre mode opératoire.

Nous allons rappeler sous forme de corollaires ce mode opératoire.

La paupière ayant été écartée par l'élévateur et par l'abaisseur, il faut :

1° D'un coup sec introduire notre érigne dans l'angle de réflexion oculo-palpébrale de la conjonctive un peu au-dessus du muscle, de manière à harponner son attache et à bien fixer le globe oculaire, en faisant effort sur elle pour dégager ce dernier et se faire du jour ;

2° La corde musculaire faisant relief par cette manœuvre, il faut la couper à l'aide de notre bistouri, dont la courbure ne permet dans aucun cas de blesser le globe oculaire ;

3° Saisir à l'aide de notre crochet-bistouri la portion musculaire qui a échappé au bistouri, la soulever légèrement, et la diviser d'un coup sec avec une paire de ciseaux courbes à pointes mousses, pour éviter sûrement toute lésion oculaire ;

4° Débrider les angles de l'aponévrose oculaire, afin de bien examiner l'insertion musculaire, et de se convaincre que pas une seule fibre n'a pu échapper à l'instrument ; puis exciser d'un seul temps la portion musculo-membraneuse fixée par l'érigne. Entre nos mains, cette opération dure 15 à 20 secondes.

Veut-on couper le muscle grand oblique ? rien n'est plus facile. Rappelons la disposition de ce muscle au moment où il quitte sa poulie de réflexion pour se porter sur le globe oculaire, et on comprendra sans peine qu'après avoir divisé le muscle droit interne, si l'on fait effort sur l'érigne pour porter le globe oculaire en dehors et en bas, il suffira de glisser avec douceur notre bistouri-érigne en dedans et en haut, en rasant le globe oculaire pour accrocher et ramener le muscle grand oblique. C'est ici surtout que notre bistouri-érigne devient d'un grand secours. Il suffit, en effet, de pousser légèrement cet instrument pour couper cette corde charnue.

Il est souvent bien plus difficile d'éviter de couper le muscle grand oblique, que d'en pratiquer la division, à cause des rapports de ce muscle avec l'aponévrose d'enveloppe oculaire qui lui fournit une gaîne particulière. Il en résulte, en effet, que toutes les fois que cette toile aponévrotique a été largement débridée en dedans et en haut, le tendon réfléchi du grand oblique se trouve souvent coupé du même coup.

Cette maladresse passe du reste presque toujours inaperçue, parce qu'en effet ce muscle rotateur a peu d'influence réelle sur la fixité du globe oculaire, à moins qu'il ne soit lui-même strabique, et alors encore son influence est médiocre, si elle n'est associée à celle des muscles voisins, droit interne, ou droit supérieur, et quelquefois à l'action de l'un et de l'autre à la fois.

L'extrait qui suit de la brochure que vient de publier M. Verhaeghe, élève de M. Dieffenbach, tendrait à faire croire que ce célèbre opérateur n'aurait encore coupé même dans les cas difficiles que deux muscles, le droit interne et le grand oblique. J'ai parcouru tout ce qui a été écrit sur ce sujet, même la notice récente de M. Phillips, et nulle part il n'est question de la section simultanée de trois, quatre ou cinq muscles. On signale des insuccès, et on les rapporte toujours à l'influence des deux muscles obliques, qui, dit-on, retiennent l'œil en dedans, malgré la section du muscle droit interne. C'est une erreur qui me confirme dans l'idée que la section multiple des muscles n'est pas connue, du moins en Belgique, car M. Cunier la partage lui-même. Notre pratique nous a démontré depuis assez long-temps, et constamment, que ce ne sont pas les muscles obliques qui retiennent le globe oculaire en dedans, mais bien les muscles droit supérieur et droit inférieur, qui, déviés par suite de la déformation du globe, sont devenus congénères du muscle strabique droit interne. Si M. Dieffenbach n'a pas toujours eu des succès complets, comme le dit M. Verhaeghe, c'est apparemment qu'il ne coupait pas les muscles dont nous venons de parler.

Laissons parler ce chirurgien (1) :

« On doit, à la vérité, avouer que M. Dieffenbach même a eu des insuccès ; je n'en ai cependant vu aucun qui fût aussi louche après qu'avant l'opération ; tous avaient gagné, tant sous le rapport de la position de leurs yeux, que sous celui de la vision. M. Jules Guérin, dans un rapport fait à l'Académie de médecine de Paris, dit qu'il a opéré par la section du muscle droit interne quatre individus louches : un seul avait guéri complétement, chez trois le succès avait été incomplet. Il faut donc, a dit cet homme distingué, que le strabisme ne dépende pas uniquement de la contraction du muscle droit interne, mais que celle des muscles obliques la produise aussi quelquefois. Cette opinion avait déjà été émise par M. Dieffenbach. Dans l'état actuel de nos

____

(1) *Verhaeghe.* Mémoire sur le strabisme , pag. 46.

6

connaissances il nous est impossible de dire *à priori*
si le strabisme dépend de la contraction du muscle
droit interne, de l'un des muscles obliques, des
deux muscles obliques, ou des trois muscles en même
temps. On ne peut donc aller qu'en tâtonnant et
commencer toujours par faire la section du muscle
droit interne, parce que c'est lui qui dans la majorité des cas, se trouve seul contracté spasmodique-
ment. On fait ensuite ouvrir au malade les deux
yeux, pour voir si les axes visuels sont parallèles;
s'ils ne le sont pas, on procède de suite à la section
du muscle oblique supérieur, comme je l'ai vu faire
une fois par M. Dieffenbach. Cette tentative hardie
fut suivie du plus heureux résultat.

» Après avoir coupé le muscle droit interne selon
le procédé ordinaire, et après avoir vu que l'œil
n'avait pas pris une direction tout-à-fait droite, mais
était un peu tiré en haut et en dedans, il fit écarter
de nouveau les paupières, implanta un crochet aigu
dans la conjonctive à une ligne et demie de la cornée, à son côté supérieur et interne, tira le globe
oculaire en dehors et en bas, et disséqua avec les ciseaux dans la direction connue du tendon du grand
oblique; glissa dessous un crochet mousse, et par
quelques légères tractions, il s'assura que c'était bien
le grand oblique qu'il avait saisi; il le coupa ensuite
avec les ciseaux, et l'œil reprit immédiatement sa
position droite. Ayant quitté Berlin peu de temps
après, je ne pourrais pas assurer si l'œil a conservé
cette bonne position et si les muscles ont repris leurs
fonctions; mais je n'en doute pas, parce que je ne
vois aucune raison pour croire le contraire, en ju-

geant par analogie de ce qui arrive après l'opération quand le strabisme dépend de la contraction du muscle droit interne seul. On pourrait aussi être dans la nécessité de couper le muscle oblique infé-rieur, ce qui n'offrirait pas plus de difficulté ni plus de danger.

» Dans d'autres cas opérés par M. Dieffenbach, après la section du muscle droit interne, l'œil ne se mit pas directement dans sa position normale; ceci n'eut lieu que lorsqu'il eut incisé en haut et en bas la conjonctive dans une plus grande étendue, ou même qu'il en eut enlevé une partie; de sorte que la conjonctive et le tissu cellulaire peuvent embar-rasser et limiter les mouvements du bulbe.

» Dans le stabisme divergent de nature spasmodi-que, le muscle droit externe est coupé d'après le même procédé que l'interne ; l'opération y est un peu plus difficile, parce qu'on n'a pas tant d'espace pour agir, l'angle externe étant moins large que l'interne. Il arrive quelquefois alors que le stra-bisme d'externe est changé en interne, parce qu'il n'y a pas ici, comme dans le cas de déviation in-terne, deux muscles obliques qui retiennent l'œil jusqu'à ce que la cicatrisation du muscle droit soit faite, et qu'il puisse reprendre ses fonctions. Dans ces circonstances, on doit attendre jusqu'à ce que le muscle droit externe se soit cicatrisé dans ses nou-veaux rapports avec le globe, on procède alors à la section du muscle droit interne, et rien n'empêche plus la position droite de l'œil. Le strabisme est en-levé par cette double opération. Telle est l'opinion de M. Dieffenbach. »

Il faut encore couper deux muscles quand le strabisme est en haut.

Il semble, au premier abord, que la section du muscle droit supérieur doive être suffisante dans ce cas : il n'en est rien. Nous l'avons cru : nous avons opéré un malade en ne coupant que ce seul muscle, et nous n'avons obtenu que de l'amélioration. Un phénomène remarquable après l'opération était celui-ci : quand l'œil non opéré se portait en dehors, l'œil opéré, au lieu de suivre et d'aller dans l'angle interne de l'orbite, se dirigeait en haut et en dedans en décrivant une courbe par l'action du muscle grand oblique. Nous avons soumis notre opéré un mois plus tard à une deuxième épreuve : nous avons coupé à la fois le grand oblique et le muscle droit supérieur, qui s'était greffé sur le globe quatre lignes plus en arrière que son attache naturelle , et cette fois le succès a été complet.

Ce genre de strabisme est fort rare, comme on le sait : il ne s'est encore présenté que six fois à notre observation. Nous avons coupé les deux muscles précités , et le succès ne s'est jamais démenti.

On pourrait croire qu'il est plus difficile de diviser ces deux muscles que l'un des deux isolément : c'est une erreur. Les attaches des muscles grand oblique et droit supérieur sont confondues et entrelacées si bien, qu'il faut porter l'instrument sur le corps du muscle et au-delà de son insertion, sous peine de couper les deux à la fois. C'est donc une difficulté de moins que la section simultanée des muscles droit supérieur et grand oblique à leur attache.

Nous avons encore eu l'occasion de couper deux muscles dans certains cas de strabisme divergent et en haut ; la division du muscle droit externe n'ayant donné que de l'amélioration, nous avons dû faire la section du muscle droit supérieur. Nous verrons plus loin que, dans quelques circonstances, il nous a fallu de plus couper le droit inférieur et le petit oblique pour obtenir un redressement complet. Mais, disons-le, quand le strabisme est externe et en haut, ordinairement la section des muscles précités suffit. On n'a point à craindre de voir le globe descendre sous l'empire du droit inférieur, parce qu'il est retenu en haut par le muscle grand oblique, qu'il faut, dans ce cas, avoir soin de ménager.

On pourrait, si le strabisme avait lieu en bas et en dehors, couper le petit oblique et le droit inférieur ; nous n'avons vu qu'une seule fois cette variété de déviation oculaire, et nous y avons remédié en suivant le conseil que nous donnons.

Avant d'aller plus loin, disons deux mots sur l'action du muscle petit oblique. La physiologie de ce muscle, et surtout sa physiologie pathologique, nous paraît avoir été mal comprise jusqu'à ce jour. Voici ce que notre pratique nous a appris.

Dans l'état normal, quand tous les muscles fonctionnent avec harmonie, le petit oblique, par son insertion oblique et très reculée sur le globe oculaire, tend d'abord à porter le globe en dedans et en avant, et de plus à lui imprimer un mouvement de rotation oblique et de bascule, suivant la direction d'une ligne qui passerait en dehors du globe, entre le muscle droit externe et le muscle droit su-

périeur, et aboutirait en dedans, entre le muscle
droit interne et le muscle droit inférieur. Quand
on coupe les muscles droit interne, droit supérieur,
grand oblique et droit inférieur, on reconnaît alors
d'une manière incontestable l'influence du petit
oblique. Comme il tend à porter l'œil en avant par
un mouvement de quart de rotation de dehors en
dedans et d'arrière en avant, on voit en effet, après
cette section musculaire multiple, la partie du
globe comprise entre le muscle droit inférieur et le
droit interne proéminer en avant, et produire dans
ce point une exophthalmie manifeste. Ce n'est pas
tout, ce mouvement de bascule entraîne le globe en
dehors, en haut et en arrière; et, pour le dire en pas-
sant, ce contre-temps vient souvent contrarier après
l'opérateur la section des quatre muscles précités.

Nous y remédions par l'orthopédie, en plaçant
une pyramide de compresses dans la dépression de
l'arcade orbitaire; mais on n'y parvient quelquefois
qu'incomplètement, malgré cet auxiliaire. Dans un
cas où cette déviation était très forte, nous l'avons
anéantie en coupant le muscle petit oblique, de
sorte que nous avons dû couper de suite cinq muscles.

Voilà pour le strabisme interne quand il est exagéré.

Voyons maintenant comment se comporte le
muscle petit oblique à l'égard du strabisme externe.
C'est ici que nous allons avoir besoin du flambeau
de la physiologie pathologique pour jeter du jour
sur cette question ténébreuse.

Quand le strabisme externe est tellement pro-

noncé que la section pure et simple du muscle droit
interne est insuffisante, nous coupons de plus,
comme on le verra, le muscle petit oblique, et le
redressement a souvent lieu ; mais quand il est encore incomplet, nous divisons sur-le-champ les
muscles droit, supérieur et inférieur, et soudain le
globe oculaire se place au centre de l'orbite.

Avec les idées reçues que le petit oblique porte
l'œil en dedans, il était difficile de comprendre que
sa division pût permettre à ce dernier de se dévier
en dedans. La physiologie pathologique va résoudre ce problème.

Quand le strabisme externe est très prononcé et
incurable par la section du muscle droit externe
seul, c'est que le globe oculaire a subi dans le sens
de son diamètre vertical une inclinaison oblique
en dehors, dont l'effet est de dévier les muscles
droit, supérieur et inférieur, et de les rendre congénères d'action du muscle droit externe ; mais le
muscle petit oblique, en tirant le globe d'arrière
en avant et en dedans d'une part, et en lui impri-
mant de l'autre un mouvement de bascule sur son
axe de manière à porter ce globe en dehors, en haut,
et un peu en arrière ; le muscle petit oblique, disons-nous, concourt puissamment à la déformation
oculaire qui a pour effet de faire dévier en dehors
les muscles droit supérieur et inférieur ; on coupe
donc le petit oblique avant les deux muscles ; et
quelquefois sa division, en remédiant à la déformation du globe, rend à ceux-ci leur action normale,
et la déviation cesse.

On pourrait objecter que la section des muscles

droits, externe, supérieur et inférieur, devrait toujours remédier infailliblement à la déviation externe,
et que dès lors la division du petit oblique devien-
drait nulle. Eh bien ! non ; dans des cas où nous
avions coupé d'abord les trois muscles, nous avons
vu quelquefois persister une déviation en dehors et
en haut, que nous ne sommes parvenu à vaincre
qu'après avoir coupé le petit oblique. Voilà des
vérités pratiques dont la priorité nous appartient,
et que, j'espère, on ne nous contestera pas.

Section de trois muscles.

L'indication la plus fréquente de la triple section
musculaire est celle-ci : le globe oculaire est porté en
dedans et en haut ; vous coupez le droit interne et
le grand oblique, l'œil se remet en dehors, mais dévié en haut ; vous coupez le muscle droit supérieur,
et il se place juste au centre de l'orbite. Nous avons
eu occasion de faire six fois cette opération, et toujours avec un plein succès.

Dans la deuxième indication, l'œil se porte en
dehors et en haut. Vous coupez le muscle droit
externe, et vous obtenez de l'amélioration ; vous
coupez le droit supérieur, et la déviation en haut
devient beaucoup moins sensible ; toutefois l'œil se
porte encore dans certains mouvements, quand le
petit oblique se contracte, en dehors et un peu en
haut : vous coupez ce petit oblique, et le redressement est parfait. Nous avons rencontré trois cas de
ce genre que nous avons opérés avec un entier succès. Cette section du petit oblique faite la dernière

et concourant puissamment à reporter l'œil en dedans, est contraire à l'assertion que le petit oblique
porte l'œil simplement en dedans.

Section de quatre muscles.

L'indication qui le plus souvent se présente et
qui n'est pas rare, une fois environ sur vingt-cinq
ou trente cas de strabisme convergent, est celle-ci.
Le globe oculaire est tellement dévié que la prunelle
se cache presque entièrement dans l'angle interne
de l'œil. vous fermez la paupière de l'œil sain, et l'œil
strabique ne peut se redresser que peu ou pas du
tout. Il faut dans ce cas commencer par couper le
muscle droit interne et débrider largement l'aponévrose oculaire. Si l'examen vous montre de l'amélioration et non un redressement complet, ne comptez
point obtenir ce dernier par le bénéfice du temps et
des moyens orthopédiques.

Vainement avons-nous, dans ces circonstances,
placé un fil de soie dans la muqueuse pour tirer le
globe de l'œil en dehors et l'y maintenir fixé ; vainement avons-nous eu recours à la compression, à
de petits vésicatoires à des mouvements forcés et
opposés à la déviation, il nous fallu reprendre l'o-
pération en sous-œuvre, et couper la nouvelle greffe
du muscle droit interne en même temps que les muscles droits supérieur, inférieur et grand oblique.
Vainement avons-nous tenté la section partielle des
deux premiers de ces trois muscles, le résultat n'a
été définitif que du moment où la division a été
entière. Vainement avons-nous cherché à ménager

le grand oblique, une déviation en haut et en dedans
nous a forcé de ne pas l'épargner. Vainement encore avons-nous voulu ne couper que trois muscles
en ménageant parfois, soit le droit supérieur, soit
le droit inférieur; le globe de l'œil en conservant une
déviation en haut et en dedans, dans le premier
cas, en dedans et en bas dans le deuxième, nous
a contraint, au bout d'un mois, de reprendre l'o-
pération, de couper, d'une part, la nouvelle greffe
des trois muscles antérieurement divisés, et de l'autre l'attache du quatrième muscle que nous avions
espéré conserver.

Nous comptons plus de vingt opérés auxquels
nous avons dû couper les quatre muscles, et chez
tous nous avons obtenu les résultats les plus satisfaisants. Le globe oculaire se place au centre de
l'orbite, ni trop, ni trop peu; il y a un peu
d'exophthalmie, mais bientôt elle disparaît quand
les muscles se sont soudés au globe et peuvent le
ramener en arrière. Cette soudure se fait après
quarante-huit heures, et au bout de quatre jours
tous les mouvements sont faciles. Après quinze
jours leur force ne laisse plus rien à désirer; l'œil
reste un peu plus saillant que l'autre sans qu'il y ait
rien de choquant; et, ce qui est digne de remarque,
c'est que, de tous mes opérés, deux seulement ont
été saignés pour un léger mal de tête; aucun d'eux
n'a, du reste, gardé la chambre, aucun d'eux n'a eu
un quart d'heure de fièvre. Nous avons opéré près
de sept cents louches(1); les deux saignées dont nous

---

(1) Au 15 mars 1841.

venons de parler sont les seules qui aient été faites :
il n'est pas survenu la plus petite indisposition.
C'est vraiment à n'y pas croire.

Ce n'est pas seulement pour remédier au strabisme interne qu'il faut parfois couper quatre muscles ; la même opération est applicable à la déviation
oculaire en dehors, quand elle est tellement forte
que l'œil dévié peut à peine faire quelques mouvements en dedans.

Dans ce cas il faut diviser successivement les
muscles droit externe, et petit oblique, examiner
de nouveau l'opéré, et si la déviation n'a pas cédé
de la manière la plus franche, faire de suite la section des muscles droits inférieur et supérieur.

Cette loucherie est plus rare que la précédente,
aussi n'en comptons-nous encore que quatre faits :
la réussite a d'ailleurs été complète.

Enfin, pour tout dire sur cette question : dans un
cas très prononcé de strabisme en haut, nous ne
sommes parvenu à redresser le globe oculaire qu'a-
près avoir divisé successivement les muscles droit
supérieur et grand oblique, droit interne et droit
externe.

Sans doute des personnes vont se récrier que le
globe oculaire va fuir en dehors, attiré par le droit
externe et le petit oblique d'une part, en dedans par
l'action du droit interne et du grand oblique de
l'autre ; en bas par la puissance du muscle droit inférieur, selon qu'on a eu affaire à un strabisme divergent, convergent ou en haut ; la vérité est qu'il
n'en est rien. C'est que ces personnes appliquent
constamment à l'œil dévié les lois de la physiologie

normale et non celle de la physiologie pathologique.
Ils voient dans l'appareil moteur oculaire le même
degré de puissance dans les diverses cordes musculaires. Il n'en est rien. Les muscles antagonistes
des muscles strabiques, privés depuis long-temps
de la plénitude de leurs fonctions, ont perdu beaucoup de leur puissance, et leurs fibres, allongées
outre mesure, sont souvent dans un état voisin d'a-
trophie.

Nous ne disons pas qu'elles soient atrophiées, car
dans ce cas la section des quatre muscles serait insuffisante pour ramener le globe oculaire au centre;
celui-ci resterait dévié.

Or cette assertion repose sur des faits. Dans trois
cas de strabisme, deux internes et un externe, strabismes tellement prononcés que la prunelle, dans
les quatre cinquièmes, avait disparu sous l'angle
orbitaire et y demeurait si fortement attachée qu'il
était impossible de la ramener d'une seule ligne sous
l'empire de la volonté, nous avons coupé quatre
muscles ; ces muscles complétement atrophiés
étaient réduits à la forme de petits rubans très min-
ces et à fibres jaunâtres. Après cette section, le globe
oculaire, sous l'effort de l'érigne, se ramenait aisément au centre de l'orbite, mais pour reprendre
soudain la déviation quand on l'abandonnait. Il est
vrai de dire que cette déviation était moins prononcée qu'avant l'opération.

La vue n'était point perdue de ce côté, quoique
affaiblie. Pour remédier à la loucherie, qui désormais avait lieu probablement par la seule déviation
du nerf optique, nous avons imprimé au globe ocu-

laire un strabisme opposé à celui qu'il avait à l'aide
d'une pyramide de compresses placée sur l'angle
oculaire, afin de repousser l'œil; et sous l'empire
de ce moyen orthopédique continué pendant trois
jours, nous avons obtenu un redressement parfait
et même quelques mouvements occulaires.

Section de cinq muscles.

Comme nous l'avons dit plus haut, il peut arriver
dans certains cas de strabismes externes qui ont
exigé la section des quatre muscles, droit interne,
droit supérieur, droit inférieur et grand oblique;
il peut arriver, disons-nous, que le globe oculaire,
tout en se replaçant au centre de l'orbite, reste dévié en dehors et en haut sous l'empire du petit
oblique, qui le fait en même temps légèrement bas-
culer sur son axe de manière à produire un peu
d'exophthalmie en dedans et en bas. Dans un cas
analogue, nous avons, depuis que cette leçon a été
publiée, coupé le 16 mars le petit oblique, et cette
quintuple section musculaire a rendu au globe sa
rectitude absolue. Nous avons fait saigner notre
opéré; il n'est survenu aucun accident, et le succès
a été parfait. Aujourd'hui, 26 mars 1841, le chiffre de
nos opérés dépasse 800; et une remarque nous frappe,
c'est qu'à mesure que nous nous éloignons de la
saison rigoureuse de l'hiver, l'opération du strabisme, sans rien présenter cependant de sérieux,
n'offre déjà plus le cachet d'innocuité que nous lui
avions reconnu; le retour des chaleurs développe
dans l'œil opéré un peu d'ophthalmie; depuis quinze
jours nous avons dû saigner un dixième de nos opé-

rés, tandis que jusque là nous n'avons guère dû tirer du sang qu'à un seul sur cent.

La section des muscles de l'œil ne doit pas seulement fixer notre attention au point de vue du strabisme, elle peut encore remédier à deux infirmités sérieuses; nous voulons parler du *spasme oculaire* et de la *myopie très avancée*.

Quand le globe oculaire est dans un état spasmodique si fort qu'il oscille comme un pendule de montre à secondes, nous coupons avec succès les muscles droits interne, externe et grand oblique; dans quelques circonstances, nous avons dû couper de plus le petit oblique. Souvent alors le spasme qui existait dans les deux yeux cessait par la seule opération faite d'un côté; d'autres fois ce spasme, quoique bien moins fort, persistait, et n'a cessé qu'en opérant le second œil. Quand le spasme accompagne la déviation d'un œil, et qu'on opère cet œil, voici ce qui arrive. Nous supposons un strabisme interne avec spasme. Vous coupez le muscle droit interne, la loucherie cesse et le spasme persiste; vous coupez le grand oblique, et le spasme est moins intense; vous coupez le droit externe, le spasme tombe, mais le strabisme interne reparaît. Dans ce cas, vous tâchez de remettre l'œil au centre de l'orbite par la pyramide de compresses, et si vous n'y parvenez, il faut, quelques jours plus tard, quand le droit externe s'est greffé sur le globe, couper derechef le muscle droit interne, et la loucherie disparaît sans que le spasme reparaisse. Je possède plusieurs faits de ce genre.

Voici ce que nous avons remarqué concernant la

myopie : Un très grand nombre de louches que nous avons opérés étaient myopes, et après l'opération, surtout quand plusieurs muscles avaient été divisés, la vue devenait longue, de courte qu'elle était. Est-il vrai que la section des muscles droits développe la myopie, tandis que celle des muscles obliques favorise la presbytie? Nous n'avons pu, malgré nos efforts, établir cette distinction. Tous nos opérés, indistinctement, disent qu'ils voient mieux et plus loin. Voici un exemple frappant de l'influence des muscles sur la vue. Un enfant de quatorze ans nommé Brœkwell, rue du Faubourg-Poissonnière, n° 68, nous est amené par ses parents, qui sont désolés de l'état de ses yeux. Sa myopie est tellement prononcée, qu'il ne peut distinguer les objets, et encore fort mal, qu'avec des verres convexes de l'épaisseur de la moitié du doigt. L'éducation de cet enfant est nulle, et les parents pensent l'envoyer à l'établissement des Aveugles. Sur la prière du père et de la mère, qui insistent malgré mes craintes sur la non-réussite de l'opération, nous opérons l'œil droit, qui, un peu dévié en dehors, était si faible, que l'enfant pouvait à peine distinguer le jour des ténèbres. Nous coupons en dedans les muscles droit interne et grand oblique, en dehors les muscles droit externe et petit oblique; et cette opération est à peine terminée que l'enfant s'écrie à la surprise générale : « Je vois les barreaux de la fenêtre. » Il y avait un peu d'exophthalmie; le spasme avait cessé, sauf de petits mouvements légers et rares dans le sens vertical. Trois jours plus tard, cet enfant voyait des cheminées placées à plus de cinq cents mètres de lui, et il distinguait la couleur de la fumée : « Celle-ci est noire ; celle-là est jaunâtre, » disait-il. Et il disait vrai. Mais ce qui fit le plus grand plaisir à sa mère, c'est quand, en recevant ses caresses, il lui dit qu'il voyait sur sa tête un cheveu blanc, qu'il parvint à lui arracher. Nous nous bornons à cette courte citation, nous proposant de donner plus tard des développements aux faits de cette nature.

Nous finirons cette leçon déjà longue par une dernière question : *Existe-t-il des strabismes incurables ?* Nous répondrons que nous n'en connaissons pas encore. Sur les huit cents louches que nous avons opérés, les uns avaient des taies plus ou moins étendues, d'autres des cataractes ; chez les uns, le strabisme était congénital ; chez d'autres, il reconnaissait pour cause une chute sur la tête, et probablement une paralysie musculaire par suite d'épanchement. Eh bien ! dans tous les cas nous avons réussi. Que les incrédules nous mettent à l'épreuve ; qu'ils nous fassent opérer les cas les plus désespérés, et quand nous aurons échoué une seule fois, nous nous rendrons à l'évidence ; jusque là nous sommes en droit de dire que tous les cas de strabisme sont guérissables ; il est entendu que nous ne voulons pas parler ici des déviations qui reconnaîtraient une cause physique, telle qu'une tumeur, une exostose, etc.

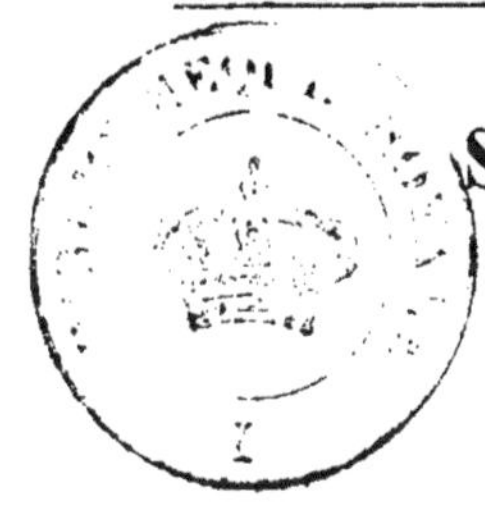

SECONDE PARTIE.

DU BÉGAIEMENT.

LEÇON PUBLIÉE LE 6 MARS 1841.

Nous avons opéré trois personnes atteintes du bégaiement. Avant de vous rendre témoins de la remarquable opération par laquelle nous remédions à cette désolante infirmité, nous allons entrer dans quelques explications.

C'est encore au célèbre M. Dieffenbach que nous sommes redevables de l'opération du bégaiement. Les luttes que nous avons eues à soutenir à Paris pour y faire naturaliser l'une des plus brillantes créations du chirurgien de Berlin, l'opération du strabisme, nous ont valu de sa part une lettre de félicitations, qui a été le premier anneau de notre liaison.

M. Dieffenbach, dans une lettre que nous conservons avec soin, nous écrivait, il y a un mois, pour nous engager à entreprendre l'opération qu'il venait d'imaginer pour guérir les bègues. Voici le passage de cette lettre où il nous donne ce conseil :

« Je désirerais bien, mon maître, que vous fus-
» siez le premier à Paris qui fît ma nouvelle opéra-
» tion du bégaiement. C'est l'opération la plus sur-
» prenante par son effet. Je vous en envoie seulement
» le rapport en allemand, parce qu'en français il n'est
» pas encore achevé. »

7

Dans la notice que j'ai reçue de M. Dieffenbach (1), je vois qu'il a fait la première opération,
le 7 janvier 1841, sur un jeune homme de Berlin,
âgé de treize ans, du nom de Doenau.

M. Dieffenbach, et c'est aussi notre opinion depuis long-temps, attribue le bégaiement à un état
spasmodique de la langue et des parties chargées de
la prononciation; et de même que l'on arrête le
spasme du globe oculaire par la section de quelques
uns des muscles destinés à le mouvoir, de même
aussi il a pensé qu'une large section dans l'épaisseur
des muscles de la langue, avec perte de substance,
pourrait bien faire cesser les contractions spasmodiques de celle-ci, en portant un trouble dans l'innervation. « Comme je pensais, dit M. Dieffenbach,
» que le dérangement dans le mécanisme du lan-
» gage, qui produit le bégaiement, avait une cause
» dynamique, et que je le regardais comme un état
» spasmodique des voies aériennes qui résidait sur-
» tout dans la glotte, et qui se communiquait à la
» langue, aux muscles du visage et même au cou, je
» devais aussi croire qu'en interrompant l'innerva-
» tion dans les organes musculaires qui participent
» à cet état normal, je parviendrais à le modi-
» fier ou à le faire cesser complétement... C'est par
» cette raison que la section transversale de toute la
» musculature de la langue me parut une entreprise
» digne d'être tentée, et dont la réussite me sem-
» blait infaillible, comme l'efficacité de la section

____

(1) Lettre à l'Académie royale des sciences, imprimée à Berlin.

» transversale des muscles dans un grand nombre
» de maux spasmodiques. »

M. Dieffenbach a essayé de trois méthodes différentes pour obtenir la séparation totale des muscles
linguaux. Voici comment il les a formulées :

« 1° Section horizontale transverse de la racine
» de la langue ;

» 2° Section sous-cutanée transversale de la racine
» de la langue avec conservation de la muqueuse ;

» 3 Section horizontale de la racine de la langue
» avec excision d'une pièce triangulaire dans toute
» sa largeur et dans toute son épaisseur. »

Les instruments se composent d'une pince de
Museux, d'une pince dentelée, d'un bistouri étroit,
d'aiguilles à suture garnies, et d'une pince pour conduire ces dernières.

On attire la langue au-dehors en la fixant par ses
bords avec la pince de Museux ; la racine de cet
organe est saisie entre le pouce et l'index de la main
gauche ; on coupe par ponction au-delà des doigts,
et de bas en haut, toute l'épaisseur de la racine de
la langue ; la lèvre antérieure de la plaie est saisie
avec une érigne, et on enlève dans toute l'épaisseur
de la langue un morceau de trois quarts de pouce en
forme de coin.

Quand on a recours à ce troisième procédé, au-
quel son auteur paraît accorder une préférence marquée, six forts points de suture réunissent la plaie,
et empêchent l'hémorrhagie d'autant plus sûrement
qu'on a eu soin de les faire pénétrer dans le fond
même de la blessure.

M. Dieffenbach donne, avons-nous dit, une préférence non douteuse à ce mode opératoire sur les

deux autres. Un des principaux avantages qu'il lui reconnaît consiste dans le raccourcissement de la langue obtenu aux dépens surtout des parties de la face supérieure, raccourcissement dont l'effet est de forcer la pointe de cet organe à se porter vers la voûte palatine. Il reproche à son procédé sous-cutané le danger d'une hémorrhagie difficile à arrêter, parce qu'ici on est privé, pour combattre celle-ci, du bénéfice des sutures que ne comporte pas ce mode opératoire. Il a opéré quatorze bègues en enlevant une pièce triangulaire dans la langue, et chez les quatorze le bégaiement a entièrement cessé.

Vous le voyez, nous venons de faire une large part à notre honorable confrère; nous n'avons d'ailleurs fait que lui rendre justice, et ce n'est pas sans un pénible sentiment d'étonnement que, dans les essais faits récemment à Paris sur le bégaiement, essais dont les académies ont retenti, nous n'avons pas entendu prononcer le nom du célèbre chirurgien de Berlin. A lui seul cependant, proclamons-le bien haut, afin qu'on le sache une fois pour toutes, à lui seul revient tout l'honneur de cette opération nouvelle.

Pour nous, nous avons médité la notice qu'il a bien voulu nous adresser, et nous partageons tout-à-fait ses idées sur la théorie du bégaiement; comme lui, nous l'attribuons à un spasme des organes chargés de la fonction de phonation, et spécialement de la langue, spasme qui, dans certains cas, peut envahir les muscles du larynx et du pharynx, de la langue et de la face, et se traduire par un véritable état convulsif à chaque effort fait par le bègue pour exprimer sa pensée. Nous avons étudié avec un soin scrupuleux bon nombre de personnes atteintes de bégaiement, et quatre phénomènes principaux ont presque constamment fixé notre attention. Ce sont :

1° Légère déviation de la langue à droite ou à gauche;

2° Impossibilité de porter la pointe de la langue sur la lèvre supérieure sans le secours de la mâchoire inférieure, qui alors s'avance pour la soutenir;

3° Développement remarquable des muscles génio-glosses à leur insertion aux apophyses génisupérieures, développement aisé à constater en faisant porter la pointe de la langue vers le palais;

4° Agitation spasmodique de la langue pendant l'acte de la phonation; celle-ci se porte dans ce moment dans la cavité buccale sans frapper de sa pointe la voûte du palais. Les bègues parlent, la bouche étant entr'ouverte toujours au même degré; il semble que la mâchoire inférieure soit immobile dans la crainte de pincer la langue, qui s'étale et se porte convulsivement sous les arcades dentaires.

D'après ces remarques, nous pensons que le bégaiement reconnaît pour causes essentielles le spasme de la langue, et le raccourcissement de celle-ci par suite de cet état spasmodique, raccourcissement qui empêche sa pointe de se porter vers le palais.

Pour vaincre le spasme et le raccourcissement, nous avons pensé qu'il fallait agir sur la langue, mais non pas nécessairement sur le lieu indiqué par M. Dieffenbach, ni par le procédé par lui mis en pratique.

En rapprochant le spasme de la langue du strabisme spasmodique, nous avons pensé qu'il suffirait de couper les attaches d'un ou de plusieurs muscles linguaux à leur insertion, pour arriver à vaincre cet état particulier. Les muscles génio-glosses étant les plus forts et les plus faciles à couper à leur attache sur la face postérieure de l'os maxillaire inférieur, c'est sur eux que nous avons porté l'instrument tranchant, d'autant plus volontiers que leur section complète devait donner spontanément plus de liberté aux mouvements de la langue, et permettre à sa pointe de se porter au palais.

Disons deux mots sur l'anatomie de la région avant que d'arriver au mode opératoire.

Au-dessous de la langue, on rencontre, quand celle-ci est soulevée, le frein ou filet dont on fait la section avec avantage aux enfants qui ont la langue embarrassée. Sous le filet, on sent, en portant toujours la langue vers le palais, une corde tendue faisant suite à celle-ci, et qu'on pourrait appeler filet sous-muqueux. Ce filet, situé sous la membrane muqueuse, n'est autre que les tendons réunis des deux muscles génio-glosses. Ces tendons s'insèrent au-dessous des dents incisives, à la face postérieure de la mâchoire inférieure et sur la ligne médiane, par une greffe tendineuse qui n'est guère plus épaisse que la lame d'un couteau, excepté en bas, où elle est renforcée à son attache aux apophyses géni-supérieures. Cette greffe tendineuse n'a pas moins d'un pouce de hauteur; elle n'est recouverte en haut et au moment de son insertion que par la membrane muqueuse; plus en arrière, le muscle va de suite en s'élargissant fortement, et il

est de plus recouvert par la glande sub-linguale,
qu'on ne peut éviter qu'en rasant avec l'instrument
tranchant la face postérieure de la mâchoire à sa
partie centrale.

Au-dessous de l'attache des muscles génio-glosses,
se trouvent les muscles génio-hyoïdiens qui se fixent
aux apophyses géni-inférieures, et que nous avons
coupés avec les génio-glosses dans un cas particulier où le spasme lingual avait envahi les muscles
du col et de la région sus-hyoïdienne.

Ici, comme pour l'opération du strabisme, nous
pensons que le succès de l'opération du bégaiement
repose essentiellement sur la section complète des
tendons des muscles génio-glosses. Si quelques unes
de leurs fibres sont restées intactes, ces muscles
conservent un point d'appui, peuvent se tendre et
se contracter; le spasme persiste, et l'allongement
de la langue n'est plus que momentané, parce que
la portion coupée viendra bientôt se souder au lieu
de sa division.

Les instruments dont nous nous servons pour
couper les tendons des muscles génio-glosses sont
au nombre de deux : une érigne ordinaire, et une
paire de ciseaux coudés comme ceux dont on se
sert pour l'opération de la staphyloraphie, avec
cette seule différence que les pointes, au lieu d'être
mousses, sont effilées comme une lame de bistouri
droit.

Voici comment nous procédons à l'opération :

Un aide placé derrière le bègue lui soutient la
tête légèrement renversée; il lui recommande d'ouvrir la bouche, et il place ses deux petits doigts

dans la commissure des lèvres pour les tirer en arrière.

Nous saisissons une érigne de la main gauche;
nous l'implantons dans la membrane muqueuse, sur
la ligne médiane et au-dessus des tendons des muscles génio-glosses, afin de tendre ces derniers; nous
reconnaissons la corde qu'ils dessinent. Nous plongeons, en rasant la mâchoire inférieure, les lames
entr'ouvertes, des ciseaux que nous tenons de la main
droite, à un bon pouce de profondeur, de manière
à embrasser les tendons des muscles génio-glosses;
puis, en rapprochant brusquement les lames des
ciseaux, nous les coupons d'un seul temps. On
entend un craquement, et l'opération, qui dure dix
secondes au plus, est terminée.

Les muscles génio-glosses, privés d'attache, fuient
en arrière. En engageant l'index par l'ouverture
faite à la membrane muqueuse, on rencontre une
excavation formée par le retrait des muscles; on
constate qu'il ne reste plus de fibres attachées aux
apophyses géni-supérieures, sans quoi il faudrait
les détruire avec le bistouri boutonné. On tam-
ponne la cavité avec un morceau d'éponge roulé et
trempé dans du vinaigre, et le sang cesse à l'instant
de couler.

Nous avons déjà pratiqué trois fois cette opération.

Dans un cas, nous avons cru devoir couper les
attaches des muscles génio-glosses et génio-hyoïdiens. Dans cette circonstance, il est survenu une
tuméfaction assez considérable dans la région sous-
mentale; les glandes salivaires se sont engorgées : il

a fallu appliquer vingt sangsues, et cet engorgement a persisté pendant douze jours. Chez les
deux autres opérés, il est survenu à peine une légère tuméfaction dans les parties coupées, et au
quatrième jour tout était pour ainsi dire guéri.

Comme résultat, ces trois opérations, sur lesquelles nous reviendrons avec plus de détails, promettent jusqu'ici un succès fort remarquable. Ces
bègues, dont l'infirmité était poussée à un degré
très avancé, parlent aujourd'hui encore avec quelque difficulté : la langue est un peu embarrassée,
parce qu'elle conserve de la tuméfaction; mais on
peut constater que l'état spasmodique a complète-
ment cessé. Tous trois peuvent faire des conversa-
tions longues et animées sans hésitation et sans présenter de traces de leur ancienne infirmité. Ces
succès se soutiendront-ils? nous l'espérons : en attendant, nous prenons l'engagement de faire connaître consciencieusement les changements que le
temps aura fait subir.

Que deviennent les muscles génio-glosses? Cette
question est d'une facile solution, parce que la loi
générale des sections tendineuses leur est applicable.
L'espace compris entre les apophyses géni et le
tendon qui a subi une rétraction d'un pouce au
moins se remplit par une substance particulière,
qui, petit à petit, subit les transformations mus-
culo-tendineuses; de sorte que les muscles génio-
glosses, de trop courts qu'ils étaient, acquièrent
une longueur normale et harmonisée avec les fonctions qui leur sont naturellement dévolues.

Notre procédé opératoire est d'une grande rapi-

dité, il met si complétement à l'abri de toutes hé-
morrhagies inquiétantes, son mode d'exécution est
si facile, et les résultats sont jusqu'à ce jour si satisfaisants, que nous avons cru utile de le publier
immédiatement, bien que nous eussions désiré dif-
férer encore, afin de lui faire subir une plus longue
épreuve du temps.

———

LEÇON PUBLIÉE LE 30 MARS 1841.

Jusqu'au 6 mars, époque à laquelle a paru dans
la *Gazette des Hôpitaux* l'une de nos leçons sur le
bégaiement, il n'était. depuis un mois environ,
question dans le monde médical que d'une opération
nouvelle pour guérir cette triste infirmité.

Dès le 9 février 1841, un jeune chirurgien de Liége,
M. Phillips, avait adressé à l'Académie un paquet cacheté, et ce mystérieux message piquait la curiosité.
Quelques jours plus tard, c'était le 16 février 1841,
un membre de l'Académie, M. Amussat, annonça à
cette assemblée de savants qu'il avait opéré deux
bègues avec succès par la section des muscles génio-
glosses, et il ajouta que cette pensée lui était venue
avant d'avoir eu connaissance des idées de M. Dieffenbach sur le même sujet. Cette communication,
sans doute fort intéressante au point de vue scientifique, ne fut pas jugée aussi favorablement par certains académiciens; et, dès ce début, on pouvait
prévoir l'orage qui éclata huit jours plus tard. Nous
ne reproduirons pas tout ce que cette séance a d'af-

fligeant pour les hommes qui ont à cœur la dignité de leur art, et, dans l'intérêt de notre corporation, nous faisons des vœux pour que ce précédent sans exemple n'ait point de lendemain.

Au milieu des personnalités les plus outrageantes, de invectives les plus flagellantes, la question scientifique s'était obscurcie, la communication académique mystérieuse et cachetée n'avait rien appris; celles qui avaient été faites pendant le tumulte des passions étaient incomplètes; personne n'avait encore articulé le nom de M. Dieffenbach. C'est alors que, le 6 mars, nous avons pris l'initiative, et qu'en rendant publiques les remarquables opérations de ce célèbre chirurgien, nous lui avons rendu la priorité qu'on voulait lui ravir.

Puisque nous en sommes sur la question de priorité, suivons l'opération du bégaiement dans ses premières évolutions : ce coup d'œil rétrospectif sera assez piquant.

Le *Journal des Débats* ne se doute probablement pas que c'est lui qui a donné l'éveil sur cette importante question : cependant rien n'est plus réel. Dans son numéro du 2 février, voici les révélations qu'il est venu nous faire. « On lit dans un journal allemand : Une découverte du professeur Dieffenbach excite à Berlin l'attention générale. Ce professeur a trouvé le moyen de guérir du bégaiement au moyen d'une incision dans la langue. L'opération qu'il a faite a complétement réussi. Suivant M. Dieffenbach, le bégaiement provient d'une impossibilité d'appliquer la langue au palais. Son procédé consiste à faire cesser cet inconvénient. »

À Paris comme à Berlin, cette nouvelle a fait explosion, surtout parmi les médecins qui aiment leur art et en suivent les progrès avec un intérêt particulier.

Quelques jours ne s'étaient pas écoulés que MM. Roux, Velpeau, Amussat, Phillips, avaient déjà, sur cette simple indication, tenté l'opération du chirurgien de Berlin.

Sans blâmer cette précipitation, nous ferons remarquer que nous l'avons évitée, bien que, par nos relations avec M. Dieffenbach, et par les détails qu'il nous avait donnés en nous engageant à répéter le premier à Paris ses opérations, nous eussions pu mieux que tout autre nous livrer à des tentatives de cette nature.

Plusieurs bègues étaient venus réclamer de nous l'opération qui devait porter remède à leur infirmité ; nous avons résisté à leur empressement, et ce n'est que le 24 février 1841 que nous avons fait la première tentative, parce qu'alors nous avions eu le temps d'asseoir notre jugement sur la valeur de ce nouveau moyen curatif.

Si, par des sentiments de convenance, nous faisons bon marché de cette précipitation à répéter un peu à l'aventure les opérations de M. Dieffenbach, d'autres sentiments de convenance, pour ne pas dire de moralité et de respect humain, nous portent à ne pas approuver les efforts que l'on a faits pour cacher la source d'où avait jailli l'idée de l'opération du bégaiement. Je ne raconterai, à ce sujet, qu'un seul fait assez amusant.

On n'a pas oublié que M. Amussat, réclamant

pour son propre compte l'idée-mère de l'opération du bégaiement dont il se prétend l'inventeur, est venu dire *sérieusement* à l'Académie : « Je dois ajouter que j'ai communiqué cette idée à M. Phillips avant que M. Dieffenbach et lui eussent annoncé la possibilité de guérir le bégaiement comme le strabisme; *M. Phillips me répondit qu'il y avait aussi pensé*, et nous avons travaillé chacun de notre côté. » *Risum teneatis!*

Mais, sans nous arrêter plus long-temps sur cette question de priorité, examinons les travaux de divers chirurgiens qui ont pratiqué jusqu'ici l'opération du bégaiement.

Nous ne rappellerons pas les trois modes opératoires successivement créés et mis en pratique par M. Dieffenbach; nous en avons exposé l'analyse dans la leçon du 6 mars. Nous suivrons, dans cet exposé, l'ordre chronologique des publications.

Le 15 février 1841, M. Amussat écrit à l'Académie des sciences que, le 14, il a opéré deux bègues; et voici comment il décrit son mode opératoire :

« Le procédé que j'ai employé consiste, la langue étant renversée en arrière et en haut, la bouche fortement ouverte, à couper perpendiculairement, avec des ciseaux, la muqueuse à la partie inférieure du frein ou filet, entre les deux canaux de Warthon; puis on coupe en travers au-dessous, et on écarte les bords de la muqueuse divisée. Alors, en faisant tirer la langue en avant et en haut hors de la bouche, les muscles viennent s'offrir d'eux-mêmes à la section avec des ciseaux ou un petit scalpel en ron-

dache, et on les divise plus ou moins suivant leur
contraction.

» Dans le point où je pratique la section des génio-glosses, l'opération est moins difficile et moins
dangereuse que dans tous les autres. On agit sur
un double faisceau ou sur le sommet du triangle ;
tandis que plus haut, comme on le sait, le muscle
s'épanouit en éventail, et il est entouré de vais-
seaux et de nerfs. »

Le 16 février 1841, M. Velpeau fait à l'Académie de
médecine la communication qui suit : « Comparant
le bégaiement au strabisme, M. Dieffenbach dit avoir
coupé certains muscles de la langue et avoir remédié à cette infirmité. J'ai voulu m'assurer expé-
rimentalement de la valeur de cette section *sans
connaître pourtant les conditions particulières de
l'opération* de M. Dieffenbach ; la ténotomie pouvait porter sur les muscles stylo-glosses, hyo-glosses,
génio-glosses ; j'ai opéré sur les derniers, présumant
que cette section allongerait la langue et la rendrait
plus apte à la prononciation. L'individu a paru avoir
aussitôt après la langue plus libre et prononcer quelques mots plus facilement ; mais comme l'opération n'a été faite que depuis hier, je ne puis rien dire
sur le résultat définitif. J'ai voulu en informer l'A-
cadémie pour prendre date, me réservant d'y reve-
nir par la suite. »

Jusqu'ici nous voyons que M. Velpeau coupe,
puisqu'il le dit, les muscles génio-glosses ; mais sur
quelle partie porte-t-il l'instrument, c'est ce que le
n° du 20 mars, du journal la *Gazette des Hôpitaux*
va nous apprendre.

Voici comment je procède à l'opération, dit M. Velpeau :

« Ayant fait élever et tirer fortement la langue du bègue au dehors, je saisis la pointe de cet organe avec la main gauche garnie d'un linge sec, et je pratiquai, à l'aide d'une lancette, une ponction sur le côté droit de la racine du frein, très près de la mâchoire inférieure; engageant ensuite par cette ouverture un ténotome presque perpendiculairement à trois centimètres environ de profondeur, je coupai en travers la totalité de la racine des muscles génio-glosses sans agrandir l'incision de la membrane muqueuse. Pour être plus sûr encore du résultat, j'enfonçai un bistouri étroit obliquement de haut en bas et d'avant en arrière comme pour gagner l'os hyoïde sur le côté du muscle génio-glosse épanoui, en longeant la face inférieure de la langue pour couper de nouveau ce muscle en travers au-dessous des artères ranines.

» Depuis j'ai pratiqué la même opération en me bornant à la section des muscles génio-glosses entre le plancher de la bouche et la face inférieure de la langue, au-dessous des artères ranines et au-dessus des glandes sub-linguales et sous-maxillaires : des ciseaux droits m'ont suffi.

» Chez un autre bègue, j'ai enlevé par trois coups de bistouri un V à base antérieure large de trois centimètres et long de quatre, en ménageant la membrane muqueuse qui tapisse la face inférieure de l'organe, puis j'ai réuni la plaie par trois points de suture. »

Enfin M. Phillips, que nous ne connaissions en-

core que par sa communication mystérieuse, aura
sans doute rompu le cachet de son paquet déposé
à l'Académie, et il y a quelques jours, vers le
22 mars 1841, une notice, publiée par lui, nous a
révélé le procédé qu'il a adopté et que voici :

« On fait asseoir le patient sur une chaise ; il
appuie sa tête sur la poitrine d'un aide, et il ouvre
largement la bouche. L'opérateur saisit le frein de
la langue à son angle de réflexion sur la langue
même ; l'instrument qui sert à exécuter cette manœuvre est une érigne coudée à angle droit, afin
que l'aide à qui on la confie ne gêne pas les mouvements de l'opérateur. Ce dernier implante une
petite érigne dans le frein, à une demi-ligne au-
dessous des canaux de Warthon, et entre ces deux
érignes il donne un coup de ciseaux qui ouvre largement la muqueuse ; alors, en abandonnant les ciseaux, il introduit par cette plaie un crochet mousse,
tranchant sur sa concavité depuis le bouton jusqu'au manche ; il ramasse sur cet instrument toute
la masse musculaire de la langue, et, faisant décrire
à ce crochet un demi-cercle étendu, il coupe en un
instant toute la musculature de la langue.

» L'hémorrhagie est très abondante ; mais elle est
salutaire au malade. Le deuxième jour, la cicatrisation est achevée. »

Procédé de M. Lucas, de Londres. La membrane
muqueuse et le tissu cellulaire qui la double sont
largement et soigneusement disséqués dans l'étendue d'un pouce dans le lieu correspondant aux
muscles génio-glosses, pour mettre en évidence
leurs bords antéro-inférieurs. A l'aide de deux inci-

sions, on divise les deux muscles, et on enlève une portion triangulaire de leur substance, dont la base correspond à la muqueuse. La dissection du premier temps opératoire permet d'éviter les artères ranines, de grosses veines, et une branche du nerf lingual longeant le bord externe de chaque muscle. »

Voici maintenant ce qui nous concerne.

Notre première opération remonte au 24 février 1841 ; elle a été faite en présence d'un grand nombre de médecins, et depuis ce jour notre procédé opératoire n'a subi aucune variante.

On sait combien le public était impatient d'être initié au secret de l'opération du bégaiement, et, dès le 25 février 1841, le *Moniteur parisien* rendait compte de notre opération en ces termes :

« M. Baudens fait cette opération en quelques secondes, et voici comment :

» Armé d'une paire de ciseaux coudés et à pointes effilées, il en ouvre les lames médiocrement, il les plonge derrière l'os de la mâchoire inférieure, de manière à embrasser le tendon des muscles génio-glosses, et d'un seul coup il divise celui-ci en entier. Le bègue que nous avons vu opérer nous a dit qu'il avait peu souffert ; il a perdu peu de sang, et il a pu prononcer de suite avec facilité les mots qu'il n'avait pu articuler jusque là, ceux surtout où il existe des *s* et des *c*. »

Il est des circonstances, et le bègue opéré le 24 février 1841 en est un exemple, où nous coupons entre le tendon des muscles génio-glosses, celui des muscles génio-hyoïdiens : c'est quand le larynx et les muscles du col semblent prendre part à l'état con-

8

vulsif qu'on rencontre chez certaines personnes atteintes du vice de la parole.

Voici du reste, notre procédé opératoire sous forme de corollaire.

Le bègue est assis sur une chaise, la tête légèrement renversée, la bouche ouverte et les lèvres tenues écartées par la main d'un aide. Nous implantons une petite érigne à un seul crochet dans la membrane muqueuse qui recouvre le tendon des muscles génio-glosses, afin de dessiner une corde médiane superposée à celle que forme la portion tendineuse de ces muscles; nous plongeons à un pouce de profondeur chez l'adulte, moins chez l'enfant, les lames entr'ouvertes et bien effilées d'une paire de ciseaux à staphyloraphie, derrière l'os maxillaire inférieur, dont nous rasons la ligne médiane, en ayant soin d'embrasser l'insertion des génio-glosses; et en rapprochant brusquement les lames des ciseaux, on entend un claquement qui annonce que cette opération, qui dure à peine quelques secondes, est terminée.

Il s'écoule ordinairement fort peu de sang; quand l'hémorrhagie persiste au-delà de quelques minutes, rien n'est plus aisé que de l'arrèter. Les muscles génio-glosses, par leur rétraction, laissent sous la muqueuse une cavité dont l'entrée, formée par celle-ci, est si étroite, qu'elle permet à peine l'introduction du petit doigt; on bouche cette cavité avec un bout d'éponge trempée, si on le juge convenable, dans du vinaigre, et la source du sang se tarit spontanément

L'entrée du doigt dans cette cavité permet de

sentir les apophyses géni supérieures ; ce doigt servirait de guide pour aller couper sur les apophyses géni-inférieures la greffe des muscles génio-hyoïdiens, si on croyait que cela fût nécessaire.

Nous avons promis dans la leçon publiée le 6 mars 1841, de faire connaître les résultats de nos opérés ; nous venons remplir ces engagements.

Premier opéré. Michel Dugard, vingt-six ans, serrurier, rue du Petit-Lion-Saint-Sulpice, 5 et 7, avait déjà été traité deux fois par M. Colombat, mais avec un succès qui n'avait duré que quelques jours, parce qu'il n'avait pas voulu s'astreindre à la mesure qui constitue l'excellente méthode de ce médecin. Dugard est fort connu de plusieurs médecins, de M. Fabre, entre autres, rédacteur en chef *de la Gazette des hôpitaux* qui l'a employé, et ses relations avec lui étaient fatigantes à cause du vice de sa parole. Il parle avec une volubilité excessive ; il semble qu'il veuille rattraper au vol les paroles qui sortent de sa bouche ; il hésite à chaque instant, et principalement sur les *s* et sur les *c*. Il y a alors une lutte pénible entre l'acte cérébral et la langue chargée de traduire la pensée. Les deux mâchoires ne se rapprochent jamais complétement : la langue, qui ne peut se porter vers la voûte du palais, reste étalée en bas, et on voit aisément qu'elle est saisie d'un mouvement spasmodique, spasme qui souvent se propage aux muscles du cou et de la face, en déterminant de pénibles contractions de ces parties.

Nous l'avons opéré par notre procédé le 24 février 1841, et après avoir coupé le tendon des muscles génio-glosses, voyant le spasme des mus-

cles du cou persister, nous avons coupé en outre
les muscles génio-hyoïdiens à leur insertion au corps
de la mâchoire.

L'hémorrhagie a été assez abondante pour exiger
un tamponnement avec une éponge imbibée de vinaigre. Immédiatement après l'opération, Dugard a
parlé avec infiniment moins d'hésitation. Ce jeune
homme est d'une constitution nervoso lymphatique,
et nous attribuons à sa constitution l'engorgement
glandulaire du cou qui a suivi cette opération. Cet
engorgement a nécessité une application de sangsues. Ces accidents n'ont, du reste, rien amené de
fâcheux, et ne se sont jamais reproduits jusqu'ici sur
nos opérés. Dugard présente un cas de guérison
fort remarquable : il parle avec la même volubilité,
et depuis qu'il a été opéré, il n'a plus hésité une
seule fois ; la guérison est radicale, il n'a plus la
moindre trace de son bégaiement. Afin de ne pas
donner trop de développement à cette leçon, nous
allons abréger les détails des faits qu'il nous reste à
exposer.

Deuxième opéré. Georges Sargent, vingt-un ans,
bijoutier, rue Michel-le-Comte, 31, Anglais de naissance, avait un bégaiement désolant : nous lui avons
coupé, comme au précédent, les tendons des muscles génio-glosses et génio-hyoïdien. L'opération a
été faite le 27 février 1841. Quatre jours plus tard,
Sargent était guéri, et aujourd'hui il conserve à
peine quelques traces de son infirmité.

Troisième opéré. Blochet, rue du Faubourg du
Temple, 36, a été opéré le 4 mars 1841 avec une
amélioration si grande, qu'il se croit guéri ; il a

encore de temps en temps des hésitations, mais très courtes.

Quatrième opéré. Vincent Zousset, demeurant rue de l'Arcade, 33, âgé de vingt-six ans, boulanger, opéré le 15 mars 1841, a obtenu un succès j'ose dire prodigieux et instantané. Il n'avait jamais pu articuler ni son nom, ni sa profession. Après la section des muscles génio-glosses à leur insertion à la mâchoire, il a dit très franchement et au grand étonnement de tous, les mots : Vincent, boulanger. Sa guérison, complète en huit jours constate l'un des succès les plus surprenants de nos opérations. Il n'a pas la plus légère hésitation.

Nous comptons aujourd'hui vingt-une personnes opérées du bégaiement par notre méthode. Toutes ont obtenu sinon une guérison absolue, une amélioration notable. Et en vérité, quand cette amélioration ne serait que le résultat le plus commun et même le seul à attendre, il n'y aurait pas à hésiter à se soumettre à notre mode opératoire, qui, de tous ceux qui ont été créés et mis en pratique, est sans contredit le plus expéditif, le moins douloureux, le moins sujet aux accidents, et dont la valeur thérapeutique est peut-être aussi le moins contestable. Tous nos opérés, à l'exception d'une petite fille de douze ans, sont des adultes; cette petite fille est aussi la seule de son sexe que nous ayons soumise à l'opération du bégaiement.

Maintenant si nous voulons apprécier les diverses méthodes opératoires,

Nous dirons qu'à M. Dieffenbach revient tout l'honneur de l'invention de l'opération du bégaiement et des trois méthodes dont nous avons donné l'exposé. La conception du grand chirurgien de Berlin étonne par sa hardiesse; elle est marquée au coin du génie, et le succès a déjà parlé en sa faveur; elle consiste, on se le rappelle, à exciser un large triangle charnu vers la base de la langue. Nous ne nous permettons point de juger la grande œuvre de M. Dieffenbach : nous laissons ce soin au temps.

Reste une méthode opératoire, distincte de celle de M. Dieffenbach, bien que sortie de la même origine : celle qui consiste dans la section des muscles génio-glosses; celle-ci se subdivise elle-même en deux autres. La première appartient à MM. Lucas, Velpeau, Amussat, Phillips, et consiste dans la section des muscles génio-glosses; l'autre n'appartient qu'à nous seul; notre priorité est incontestable, à moins qu'il n'existe dans quelque carton de l'Académie un paquet cacheté dont l'ouverture nous apprenne que nous nous sommes trompé. Cette méthode consiste à ne couper que les tendons des muscles génio-glosses, et simultanément dans certains cas ceux des muscles génio-hyoïdiens.

Ainsi donc trois méthodes :

1° Celle de M. Dieffenbach, section transversale de toute la musculature de la base de la langue avec excision partielle;

2° Celle de MM. Lucas, Velpeau, Amussat, Phillips, consistant à couper dans le corps du muscle génio-glosse;

3° Notre méthode, qui consiste à ne couper purement et simplement que les tendons de ces muscles.

Nous avons exposé tous les procédés connus jusqu'à ce jour dans l'ordre chronologique. Nous défions que l'on prouve que, avant le 24 février 1841, notre procédé opératoire ait été publié ou mis en pratique par d'autres que par nous : c'est donc vainement qu'on voudrait nous ravir ce qui nous appartient. Les faits parlent pour donner un démenti à ces frelons scientifiques qui ont toujours tout pensé et rien écrit.

Si on voulait diviser le corps des muscles génioglosses, de quel procédé opératoire faudrait-il faire choix ? Écoutons M. Phillips juger sa méthode, qui est à peu près celle de MM. Amussat et Velpeau. Voici ce qu'il dit : « Mon opération est dangereuse à exécuter; on peut très facilement ouvrir les artères ranines, et un accident aussi redoutable que le précédent, peut aussi avoir lieu : c'est le renversement de la langue sur la glotte ; l'opéré peut ainsi être exposé à périr par asphyxie. Je n'ai, jusqu'à ce jour, eu aucun de ces malheurs à déplorer ; mais il suffit d'en avoir vu la possibilité pour ne pas hésiter à en prévenir les opérateurs.

» L'hémorraghie qui suit cette opération est de longue durée, et j'ai eu de vives inquiétudes après avoir opéré un jeune homme à Liége. La section des muscles fut faite à onze heures du matin ; à huit heures du soir le sang jaillissait encore comme par la lumière d'une artère ouverte, etc. »

Ces dangers n'existent pas par le procédé de M. Lucas, de Londres, et je n'hésiterais pas à lui donner la préférence sur celui de M. Phillips.

Quant à notre méthode, elle diffère tellement

des autres sous le triple rapport de la rapidité, de l'innocuité et de la précision, que nous pensons, sans trop de présomption, pouvoir prédire qu'elle sera conservée par les opérateurs prudents et quelque peu soucieux de la responsabilité qui pèse sur eux.

FIN.

EXPLICATION DES PLANCHES (1).

PLANCHE PREMIÈRE.

Fig. 1 Ciseaux courbes.

— 2 Érigne double.

— 3 Érigne simple.

— 4 Crochet-bistouri, garni d'une éponge.

— 5 Myotome à double courbure pour opérer le côté interne de l'œil droit.

— 6 Myotome à double courbure destiné à opérer le côté externe de l'œil gauche.

— 7 Crochet abaisseur de la paupière inférieure.

— 8 Élévateur de la paupière supérieure.

— 9 Figure représentant l'ensemble du Manuel opératoire.

— A A A Mains des aides.

— B Main gauche de l'opérateur tenant l'érigne implantée dans l'insertion du muscle droit interne.

— C Main droite de l'opérateur au moment où il vient de plonger le myotome à travers la corde musculaire.

PLANCHE DEUXIÈME.

Fig. 1 Petite érigne destinée à soulever la membrane muqueuse au-dessus des tendons des muscles génio-glosses.

— 2 Ciseaux destinés à couper les muscles génio-glosses et mon-

(1) Les instruments représentés dans ces deux planches sont fabriqués par M. Charrière, rue de l'École-de-Médecine, 9.

trant le degré d'écartement des lames au moment de
l'opération.

— 3 Coupe indiquant la disposition des muscles génio-glosse et
génio-hyoïdien.

— A Érigne implantée dáns la membrane muqueuse au-dessus
des tendons de ces muscles et à trois lignes de la mâchoire
inférieure.

— B Ciseaux dont les lames sont engagées entre les tendons
réunis des muscles génio-glosses, pour les diviser le plus
possible de leur insertion aux apophyses géni-supérieures.

FIN DE L'EXPLICATION DES PLANCHES.

TABLE DES MATIÈRES.

PREMIÈRE PARTIE.

DU STRABISME.

SECONDE PARTIE.

DU BÉGAIEMENT.

FIN DE LA TABLE.

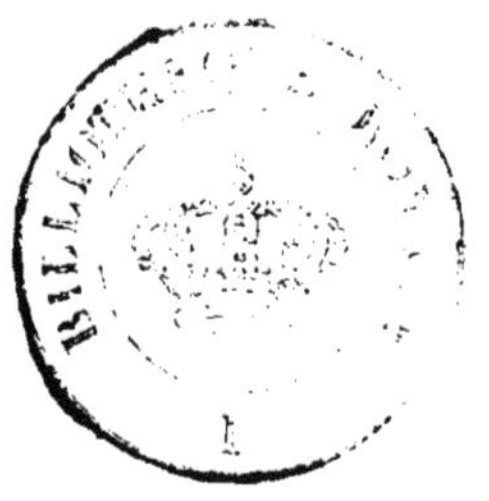